上海市科学技术委员会科普项目资助（项目编号：19DZ2332700)

科技创新
为健康加分

U0220136

《大众医学》编辑部　编著

 上海科学技术出版社

图书在版编目（CIP）数据

科技创新:为健康加分 /《大众医学》编辑部编著. — 上海：上海科学
技术出版社，2021.7
ISBN 978-7-5478-5410-5

Ⅰ.①科… Ⅱ.①大… Ⅲ.①医学 – 科学普及 – 科技
成果 – 汇编 – 中国 Ⅳ.①R-12

中国版本图书馆CIP数据核字(2021)第131757号

– –

科技创新 为健康加分

《大众医学》编辑部　编著

责任编辑 / 黄　蒽
封面设计 / 房惠平
美术编辑 / 李成俭　陈　洁
上海世纪出版（集团）有限公司　　出版、发行
上 海 科 学 技 术 出 版 社
（上海钦州南路71号　邮政编码200235　www.sstp.cn）
上海展强印刷有限公司印刷
开本787×1092　1/16　印张14.25　字数：200千字
2021年7月第1版　2021年7月第1次印刷
ISBN 978–7–5478–5410–5/R · 2336
定价：58.00元

_____

前　言

　　习近平总书记指出，加快科技创新是推动高质量发展的需要，是实现人民高品质生活的需要，是构建新发展格局的需要，是顺利开启全面建设社会主义现代化国家新征程的需要。作为改革开放的排头兵、创新发展的先行者，上海市近年来在加快建设具有全球影响力的科创中心、加强科技创新人才培养方面投入了大量人力和物力，也涌现出了一大批创新人才和创新成果。自 2001 年起每年颁发的上海市科学技术奖就是这些创新人才和创新成果得以展示的最好舞台。

　　然而，大多数科技创新成果较为专业、深奥，无相关专业背景的普通大众难以理解，也不太关注。为让大众了解我国科技领域的创新成果，让更多人关注科技创新，鼓励更多人尤其是青少年投身科技创新，必须加强对科技创新成果的科普宣传。

　　生物与医疗技术领域的科技创新与人民生活和全民健康息息相关，在提升我国的医疗技术和人民健康水平方面发挥了重要作用。在 2017 年度和 2018 年度上海市科学技术奖中，生物和医药技术领域的获奖比例最高，分别有 17.2% 和 17.7% 的获奖项目来自生物与医药技术领域；在 2018 年上海市科学技术奖的高等级奖项中（特等奖和一等奖），生物与医药技术类获奖比例高达 26.3%；在国家科学技术奖获奖项目中，生物与医疗技术领域的项目也是"主力军"。

　　没有全民健康，就没有全面小康。在建设健康中国的道路上，离不开医学科技创新的有力支撑。在上海市科委的支持下，《大众医学》编辑部对 2017 — 2018 年获得上海市科学技术奖及由上海牵头的国家科学技术奖的生物和医药技术领域的 45 个项目成果进行了深入采访。这些创新成果，涵盖内科、外科、肿瘤、影像、中医、康复、基础研究、皮肤、儿童保健等多个领域，既有创新技术、创新理念，也有创新发明，无一不是"始于临床"，又"回归临床"，最终目的都是为了解决临床难题，提升疗效，为患者谋福利。

本书将这些创新成果进行了分类和梳理，每个项目成果均以"科普文章和科普视频（音频）"的形式呈现，读者既可以阅读科普文章，也可以用手机扫描页面上的二维码，观看或收听专家对其创新成果的科普讲解。

《大众医学》杂志创刊于 1948 年，是国内办刊历史最悠久的综合性医学科普期刊，70 多年来始终致力于向大众普及医学知识，传播医学新技术、新成果，始终走在医学科普传播的最前沿。近年来，《大众医学》全面实施融媒体战略，现已发展成为一个集期刊、图书出版，官方网站、官方微信公众号、今日头条号等新媒体矩阵，以及线上线下活动于一体的医学科普全媒体，科普形式也不再局限于科普文章，还有大量音频、视频等数字产品。

本书内容均由《大众医学》编辑部向专家约稿或组织记者采写，相关文字、音频和视频内容均已获得项目成果主要完成人的确认。疏漏之处，敬请广大专家和读者批评指正。

《大众医学》编辑部
2021 年 6 月

目 录

第四章 ┊眼科创新┊

第五章 ┊影像医学创新┊

第六章 ┊中医药创新┊

第七章 ┊基础研究┊ ···191

第八章 ┊保健与康复┊ ···································207

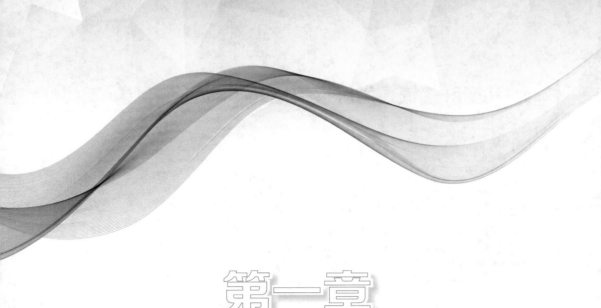

第一章

外科创新

1

儿童肝移植：为肝衰竭患儿"移植"希望

撰稿 黄蕙

【**项目名称**】儿童肝移植关键技术的建立及其临床推广应用
【**奖项**】2018 年度国家科技进步奖二等奖
【**主要完成单位**】上海交通大学医学院附属仁济医院
　　　　　　　　上海交通大学医学院附属上海儿童医学中心
【**主要完成人**】夏强　张建军　李敏　许建荣　孔晓妮　陈其民　王莹　王祥瑞
　　　　　　　李凤华　徐宇虹

---- 专家简介 ----

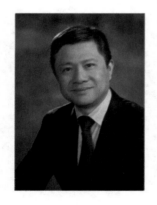

夏强

上海交通大学医学院附属仁济医院党委书记、肝脏外科主任、教授、主任医师、博士生导师，上海市领军人才和优秀学科带头人，中华医学会器官移植学分会副秘书长，中国医师协会器官移植医师分会常委、儿童器官移植专业委员会主任委员，上海市医学会外科学专科分会常委、器官移植分会候任主任委员。

扫描二维码，观看视频

对于需要进行肝移植的患儿而言，只要在合适的时间进行肝移植手术，疗效是非常理想的，有些患儿甚至是可以被治愈的。

对终末期肝病患者而言，肝移植是唯一可能挽救生命的治疗手段。而在需要进行肝移植的患者中，有一类特殊人群尤其值得关注，那就是儿童患者。

我国儿童肝移植工作起步较晚，自1996年实施首例儿童肝移植以后的十余年里，累计只开展了几百例儿童肝移植，患儿术后5年生存率很低。2011年以后，我国儿童肝移植进入快速发展期，由夏强教授领导的上海交通大学医学院附属仁济医院肝脏外科就是该领域的引领者和杰出代表。

经过十多年的发展，仁济医院肝脏外科已完成儿童肝移植手术2000余例，每年实施的儿童肝移植例数连续七年居世界首位，肝移植患儿1年和5年生存率分别为91%和89.3%，居世界领先水平。由夏强教授领衔完成的"儿童肝移植关键技术的建立及其临床推广应用"荣获2018年度国家科技进步奖二等奖。

哪些孩子需要肝移植？与成人肝移植相比，儿童肝移植存在哪些难点？儿童肝移植例数连续九年居世界首位，肝移植患儿5年生存率接近90%，仁济医院肝脏外科用16年交出了一份优秀的"成绩单"，他们是怎么做到的？且听专家分析。

"从无到有、从有到强"，世界最大儿童肝移植中心诞生

2004年，在仁济医院肝脏外科成立之初，夏强教授和他的团队主要开展的是成人肝移植。与其他移植中心一样，移植器官短缺、"无肝脏可换"的问题也时时困扰着夏强教授团队。为缓解移植器官"供需失衡"的问题，使部分亟须肝移植的患者不再因等不到"肝源"而抱憾离世，夏强教授团队决定涉足亲属活体肝移植领域。

"与传统肝移植相比，活体肝移植的难度更大，风险更高。医生不仅要确保'取肝'手术万无一失、捐肝者术后能顺利康复、切取的肝脏大小合适（既不影响供者健康，又要确保受者'够用'），还要将肝脏移植到患者体内并使之发挥作用。这对肝移植团队的临床经验、手术技巧、团队配

合等，都提出了更高的要求。为尽快掌握活体肝移植技术，从 2005 年起，我们主动去世界多地学习、进修，同时反复训练手术技术，为日后开展活体肝移植做好技术储备。"夏强教授介绍。

2006 年，仁济医院肝脏外科成功完成了第一例活体肝移植手术。回忆起当时的情景，夏强教授依然记忆犹新。

"我们开展的第一例活体肝移植，受者是一名胆道闭锁患儿，才 9 个月大，供者是孩子的母亲。"夏强教授回忆道，"手术是在台湾高雄长庚纪念医院陈肇隆院士团队的帮助和指导下完成的，用了整整 13 个小时。由于患儿还不到 1 岁，器官特别娇嫩，血管、胆管都特别纤细，所以每一步操作、每一次缝合都必须加倍细致和小心。那台手术虽然很艰苦，但很成功，为我们增添了不少信心，也让我们团队顺利迈出了开展活体肝移植的第一步。"

在之后的几年里，夏强教授团队既做成人活体肝移植，也做儿童活体肝移植，不断在实践中探索和积累经验。渐渐地，夏强教授发现，与成人相比，儿童患者更适合做活体肝移植。因为与成人相比，儿童的年龄跨度大（下至 0 岁，上至 18 岁），要找到恰好与患儿身高、体重匹配的肝源，几乎是"不可能完成的任务"。而活体肝移植能绕过这个"坎"。

同时，夏强教授还发现，过去人们普遍认为需要做肝移植的患儿很少，其实是一种假象。大家之所以这么认为，并不是因为患儿少，而是因

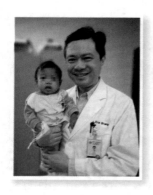

▲ 夏强教授和他的"新肝宝贝"

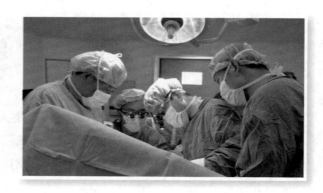

▲ 夏强教授正在进行儿童肝移植手术

为当时国内大多数移植中心只做成人肝移植，不做儿童肝移植，肝衰竭患儿一般在儿科就诊，如果治不好，就直接放弃了，根本没有机会做肝移植。

"据统计，我国每年需要进行肝移植的终末期肝衰竭患儿至少有数千例，甚至接近一万例。由此可见，儿童肝移植的需求量也很大。所以，从2011年起，我们决定将工作重心转移到儿童肝移植领域。"夏强教授说道。

近十年来，在夏强教授的带领下，仁济医院肝移植团队在儿童肝移植领域实现了跨越式发展：儿童肝移植例数逐年攀升，从开始的每年几例、十几例，到后来的每年几十例、上百例，再到目前的每年400多例（相当于每天做1～2台儿童肝移植手术），年手术量连续九年位列全球第一；累计完成儿童肝移植手术2000余例，年龄最小的肝移植患儿仅出生80天；手术时间从最初的13小时，缩短到如今的5～6小时；手术成功率和患儿术后长期生存率均处于国际领先水平。

填补空白，建立适合中国儿童的肝移植技术体系

与成人肝移植相比，儿童肝移植难度更高，需要关注的细节也更多。首先，大多数儿童肝移植为活体肝移植，需要切取成人的部分肝脏进行移植，供肝过大或过小，均会导致严重并发症，甚至导致患儿死亡；其次，儿童，特别是婴幼儿的血管、胆管很细，与来源于成人的部分肝脏进行吻合时，需要在手术显微镜下进行，难度大，血管并发症的发生率也高，除非医生有丰富的临床经验和熟练的手术技巧，否则手术极易失败。

为规范儿童肝移植技术，提升我国儿童肝移植的总体水平，夏强教授团队提出并建立了适合中国国情的儿童肝移植技术体系，包括在国际上首次提出儿童活体肝移植供肝大小匹配安全标准；突破动静脉血管重建的技术瓶颈，首创自体门静脉补片、多模式肝动脉显微吻合与个体化流出道整形重建等新技术，使儿童肝移植血管并发症的发生率降至5%以下；等等。

重手术，更重术后管理，全程守护患儿平安

对肝移植患儿而言，成功的手术只是第一步，术后不仅需要长期应用免疫抑制药物，还需要长达数十年的管理和监测，方能获得更好的长期生存率。

儿童的免疫系统尚不健全，相比成年人，儿童肝移植术后更容易发生感染和排异，必须更严密地监测免疫状态、更精确地用药。然而，儿童肝移植术后免疫抑制剂的用法、用量，以及药效监测，均缺乏相应的方案与标准。

"儿童肝移植是一个庞大的系统工程，绝不仅仅是做个手术那么简单。我们在临床实践中发现，不能简单地将成人的免疫抑制剂用量'按比例缩减'后应用于儿童，因为儿童不是成人的'缩小版'，其代谢与成人完全不同；同时，中国儿童与国外儿童的情况也不一样，照搬国外的指南也行不通。"

为解决这些问题，夏强教授团队进行了多年的潜心研究，建立了一套适合中国儿童的肝移植术后管理方案：他们在国际上率先提出中国儿童肝移植术后免疫抑制剂（他克莫司和环孢素）的初始剂量；提出基于 $CYP3A5$ 基因分型的免疫抑制剂个体化用药指导；创新地以外周血 $CD4^+T$ 细胞 ATP 浓度作为新的免疫监控参数，建立了一套适合我国儿童的术后免疫监控标准和决策方案，为免疫抑制剂的精准使用，减少术后感染与排异提供更有力的保障。

制定指南，让儿童肝移植"有章可循"

2015 年，夏强教授当选为中国医师协会器官移植医师分会儿童器官移植专业委员会主任委员。为推广儿童肝移植技术，规范我国儿童肝移植的诊疗行为，也希望为正在或即将开展儿童肝移植的医疗单位提供借鉴和参考，夏强教授牵头制定了我国第一部儿童肝移植标准操作规范——《儿童肝移植临床诊疗指南（2015 版）》，详细介绍了开展儿童肝移植需要注意的方方面面的问题。比如：如何精确估计供肝大小；儿童肝移植的适应证和禁忌证有哪些；手术时机怎么选；术前评估的要点有哪些；手术时需要注意些什么；术后常见的并发症有哪些，如何处理；免疫抑制剂怎么选，如何用；免疫状态怎么监控；长期随访需要注意些什么；等等。而在此之前，我国儿童肝移植是没有章程可循的，很多诊疗行为可能都是经验性的。

"最近，我们正在讨论制定新版《中国儿童肝移植临床诊疗指南》，因为近五年来，无论是诊断方法、手术技术、监测手段，还是治疗药物，都有了不少变化，需要对指南进行更新。"夏强教授介绍。

"授人以渔"，为挽救更多患儿生命

为提高我国儿童肝移植的总体水平，让更多患儿得到及时救治，夏强教授团队积极"授人以渔"，通过召开学术会议、举办培训班等，将儿童肝移植技术在全国19省市的42家三甲医院进行推广和应用，还帮助不少医院开展了其第一例儿童肝移植手术。经过数年的努力，中国每年开展的儿童肝移植数量从2011年的75例增加至2017年的722例，患儿术后5年生存率从2011年的59.3%提高至2017年的78.8%。2017年，我国首次超越美国，成为全球开展儿童肝移植数量最多的国家。

近几年，夏强教授团队还走出国门，积极向国际同道推广儿童肝移植技术；英国、日本、马来西亚、菲律宾等国家也纷纷派医生到仁济医院肝脏外科进修，学习儿童肝移植技术。

从"白手起家"到"世界知名"，从最初的"到国外学"到如今的"国外医生纷纷来学习"，仁济医院肝移植团队用16年完成了"华丽转身"。而这些成绩的取得，是他们用不分昼夜地勤学苦练、努力拼搏、潜心研究和大胆创新换来的。

未来：重点做好两件事

提到对未来的打算，夏强教授表示，将重点做好两件事：第一件事，是继续向全国，乃至全世界推广儿童肝移植技术，让更多医生掌握这项技术，为更多患儿造福；第二件事，是继续紧锣密鼓地进行科研攻关，因为在儿童肝移植领域还有不少难题有待解决。

　　"临床观察发现，约 1/3 的患儿在术后 3～5 年会产生免疫耐受，可以逐步减少，甚至停用免疫抑制剂。然而，由于缺乏客观指标，我们并不知道哪些患儿、在什么时候可以逐渐少用，甚至停用免疫抑制剂。这就需要我们积极开展科学研究，希望能找到一种可以提示'已经出现免疫耐受'的标志物，这样就能在确保不发生排异的情况下，让患儿逐步停用免疫抑制剂，最大限度地避免因长期服用免疫抑制剂而导致的一些副作用。"夏强教授说。

专家忠告

别错过最佳治疗时机

　　在中国，儿童肝移植已经是一项成熟的技术，手术成功率和术后长期生存已经处于国际领先水平。对于患有胆道闭锁、遗传代谢性疾病、急性肝衰竭等需要进行肝移植的孩子而言，只要积极配合医生，在合适的时间进行肝移植手术，疗效是非常理想的，有些患儿甚至是可以被治愈的。患儿家长应打消顾虑，尽早将孩子送到有经验的医院，请有经验的医生进行诊治，切莫错过最佳治疗时机。

2

中国原创"颈7神经移位术"，
开创"上肢瘫"治疗新天地

撰稿 黄蕙 莫丹丹

【项目名称】臂丛神经损伤及修复过程中的大脑功能重塑规律及新技术的转化研发和应用
【奖项】2017 年度上海市科技进步奖一等奖
【主要完成单位】复旦大学附属华山医院
【主要完成人】徐文东 顾玉东 徐建光 郑谋雄 董震 周俊明 胡韶楠 沈云东
　　　　　　　华续赞 邱彦群

----- 专家简介 -----

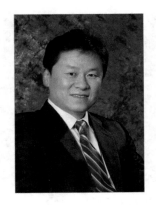

徐文东

复旦大学附属华山医院手外科主任医师、教授、博士生导师，中华医学会手外科学分会主任委员、周围神经学组组长，中国医师协会手外科医师分会副会长，国际腕关节镜学会、亚太腕关节协会候任主席，中国神经科学学会感觉和运动分会副主任委员。

扫描二维码，观看视频

　　如果说，颈 7 神经移位术是为臂丛神经损伤患者换了神经，那么将该手术用于治疗脑卒中、脑瘫等中枢损伤引起的上肢偏瘫患者，就相当于为患者换了"大脑"。

9

1986 年，华山医院顾玉东教授在世界上首创将健侧臂丛神经中的颈 7 神经根与控制"瘫痪手"的神经连接（健侧颈 7 神经移位术）治疗全臂丛神经损伤患者获得成功。之后，徐文东教授、顾玉东院士率领课题组针对颈 7 神经移位术后患者在康复过程中出现的动态变化进行了十余年深入研究，发现"大脑功能重塑"参与了这一修复过程，在国际上率先提出"臂丛神经损伤及修复过程中的大脑功能重塑规律"，并根据该理论进行了新技术的研发和应用，使瘫痪手从"能动"变得"灵巧"，荣获 2017 年上海市科技进步奖一等奖。

"老手术"中的"新发现"："神经移位"后，大脑功能会重塑

早在多年前，顾玉东教授团队在应用"健侧颈 7 神经移位术"治疗臂丛神经损伤时就已经发现，术后患者的恢复过程值得深入研究：在术后早期，瘫痪手不能独立活动，必须由健侧上肢带动；但经过 3 ～ 5 年的康复后，瘫痪手能逐渐实现独立活动，这说明大脑已经实现了对瘫痪手的控制。

人的大脑分为左右两半球，右脑控制左侧肢体，左脑控制右侧肢体。一侧臂丛神经受损后，对侧大脑对患肢的"控制通路"就中断了。将健侧的颈 7 神经移位至患侧后，瘫痪手可以逐渐恢复自主运动，那到底是哪个大脑半球在控制它？

徐文东教授团队通过研究发现，在臂丛神经损伤的修复过程中，控制健侧上肢的大脑半球（即瘫痪手同侧的大脑半球）通过跨大脑半球的功能重塑，实现了对双侧上肢的独立控制。

同时，徐文东教授还发现了另一个细节——无论是术后早期，还是术后多年，当触摸患肢时，患者的健侧上肢也有被触摸的感觉。也就是说，瘫痪手与健侧上肢的运动功能可以分开，但感觉功能却无法完全分开。这意味着，感觉中枢的功能重塑方式与运动中枢不同，它不会发生跨半球的功能重塑。

徐文东教授团队通过研究还发现了一个比较"奇特"的现象：当臂丛神经损伤导致上肢瘫痪后，其所对应的脑功能区会出现"沉寂"现象；而

当瘫痪上肢逐渐恢复运动功能后，"沉寂"的脑功能区又会"活跃"起来。这是国际上首次发现周围神经损伤可逆行导致大脑高级运动中枢受损。在此基础上，徐文东教授提出了一个全新理论：神经中枢与外周神经是一个整体，外周神经受神经中枢调控，同时也会影响神经中枢的功能；通过加强外周神经与神经中枢的"联系"，可以促进大脑功能的重塑。

从"治伤"到"治病"：首创中枢性偏瘫新疗法

中枢性偏瘫是指因脑卒中、脑外伤、脑瘫等中枢神经损伤造成的肢体偏瘫。与臂丛神经损伤患者群体相比，中枢性偏瘫患者的数量更庞大。他们饱受肢体残疾之苦，生活质量大大下降，也给家庭和社会带来沉重负担，对康复的要求十分迫切。然而，神经中枢受损以后，其功能往往很难恢复，一度使中枢性偏瘫的治疗进入了"死胡同"。

在发现"一侧大脑具有控制双侧上肢的潜能"以后，徐文东教授将目光聚焦于更为庞大的患者群体——中枢性偏瘫患者身上。他带领团队进行了大量研究，提出了治疗中枢神经损伤后上肢瘫痪的新方法（左右颈7神经交叉移位术）：通过手术将健侧颈7神经移位至瘫痪侧的颈7神经，避开损伤的大脑半球，使偏瘫上肢与同侧健康大脑半球连接，通过重塑健侧大脑半球的功能，促使其实现对双侧上肢的控制，进而恢复瘫痪上肢的功能。

2008年，徐文东教授为一名脑瘫患儿实施了左右颈7神经交叉移位术。术后不久，患儿原本痉挛的上肢就松弛了下来。经过一段时间的康复后，患肢的运动功能也慢慢恢复了。

十余年来，徐文东教授团队已经为500余名脑卒中、脑瘫等中枢性偏瘫患者实施了这一创新性手术，均取得了良好疗效。大多数患者通

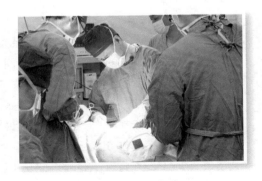

▲ 徐文东教授（中）在手术中

左右颈 7 神经交叉移位术示意图

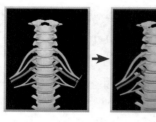 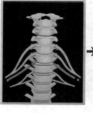 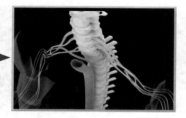

扫描二维码，
观看手术
演示视频

▲ 切断健侧颈 7 神经　　▲ 切断患侧颈 7 神经　　▲ 将健侧颈 7 神经移位至患侧

过康复锻炼后，能够实现生活自理。尤其是脑瘫患儿，康复效果更好。徐文东表示，他们在临床实践中发现，即使是瘫痪了二三十年的患者，接受这一手术依然能获得较好疗效，这其中的缘由，他们正在探索中。

如果说，颈 7 神经移位术是为臂丛神经损伤患者换了"神经"，那么将该手术用于治疗脑卒中、脑瘫等中枢损伤引起的上肢偏瘫患者，就等于是为患者换了"大脑"。

这项原创成果于 2018 年发表在国际权威医学期刊《新英格兰医学杂志》上。该杂志专门配发社论，称该技术"创造性地利用外周神经系统神经移位解决中枢神经系统疾病，代表了一种全新的思路，同时为深入洞悉神经解剖和神经生理提供了机会。"

臂丛有 5 根神经，为何选"颈 7"

臂丛神经由颈 5 至颈 8，以及胸 1 神经根前支组成，其分支主要分布于上肢，支配上肢、肩背、胸部的感觉和运动。臂丛神经有 5 根，为何选择健侧的"颈 7 神经"来"替换"受损的臂丛神经呢？徐文东教授告诉记者，那是因为他们发现，颈 7 神经有一个特点——"全而不专"。它既有支配上肢感觉的功能，又有支配上肢运动的功能，但都不"专业"。也就是说，颈 7 神经虽然"全能"，但"不太重要"，少了它，肢体的运动和感觉功能不会受到太大影响。顾玉东教授正是利用了颈 7 神经的这个特点，在不影响健侧上肢的情况下，将其切断，并移植到瘫痪手上，使瘫痪手恢复运动和感觉功能。

手术难度虽高，但创伤小

左右颈 7 神经交叉移位术的作用机制已经明确，手术效果也已经被证实。那么，这种手术难度高吗？安全吗？徐文东教授告诉记者，要在颈部极其狭小的空间内，先将健侧颈 7 神经切断，穿到对侧，与患侧的颈 7 神经完成八个点的对位吻合，几乎达到人类显微吻合技术的极限，其技术难度可想而知。不过在华山医院，颈 7 神经移位术已经是一种成熟的微创手术，仅需两个多小时就能完成，出血仅 25 毫升。术后第二天，患者的上肢痉挛就能得到明显缓解，并能下床活动。在医生指导下坚持 1～2 年正规的康复锻炼，大多数患者可以获得满意的康复效果。

3

创新发明：巧妙化解脊柱微创手术两大难题

撰稿 黄蕙

【**项目名称**】脊柱微创手术中减少射线暴露及快速定位的关键技术及应用
【**奖项**】2017 年度上海市技术发明奖二等奖
【**主要完成单位**】同济大学附属第十人民医院
【**主要完成人**】贺石生 邵卫星 范国鑫 张海龙 顾昕 顾广飞 张立国 管晓菲
　　　　　　　樊云山 朱炎杰

专家简介

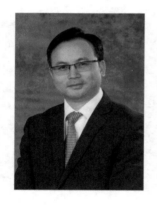

贺石生

同济大学附属第十人民医院脊柱外科主任、脊柱微创中心主任、主任医师、教授、博士生导师，中华医学会骨科分会微创学组委员，中国医师协会骨科医师分会微创脊柱学组委员、脊柱内镜工作委员会委员，上海市医学会骨科专科分会微创学组副组长，上海市康复医学会脊柱脊髓专业委员会常务副主任委员。

  扫描二维码，观看视频

借助科技的力量，让手术变得更精准、高效、便捷，让医患双方都获益，这或许就是贺石生教授团队这些年来不断创新的初心和动力。

近年来，随着人们生活习惯的改变，低头看手机、久坐不动等不良姿势让脊柱很"受伤"。颈椎病、腰椎病的发病率逐年攀升，发病人群日益年轻化。此外，骨折、椎管狭窄等脊柱疾病也很常见。当保守治疗效果不佳时，医生往往会建议脊柱疾病患者接受手术治疗。同济大学附属第十人民医院骨科主任贺石生教授于2005年开始涉足脊柱微创手术领域，走在全国前列。十余年来，贺石生教授带领团队在不断提升手术技术的同时，针对脊柱微创手术面临的定位与射线暴露问题进行了深入研究与探索，取得了一系列创新性发明成果，由其领衔完成的"脊柱微创手术中减少射线暴露及快速定位的关键技术及应用"项目荣获2017年度上海技术发明奖二等奖。

如何减少脊柱微创手术中的射线暴露，保护患者，也保护医生？如何在体表对脊柱上的小病灶进行快速、精准的定位？且听专家分析。

微创技术，让部分脊柱疾病患者免"开大刀"

脊柱位于人体背部正中，由7块颈椎、12块胸椎、5块腰椎、1块骶椎和1块尾椎组成，借韧带、关节及椎间盘连接，具有负重、减震、保护和运动等功能。脊柱内部有一条纵行的管道，内有脊髓通过。所有发生在脊柱及其周围组织（包括椎骨、椎间盘、韧带、肌肉等）的疾病，统称为脊柱疾病。

2004年，在德国学习的贺石生教授接触到了当时国内尚未开展的脊柱微创技术，并对此产生了浓厚兴趣。2005年回国以后，他组建了脊柱微创手术团队，并着手开展显微镜下椎间盘切除术、椎间盘镜下髓核摘除术等脊柱微创手术，取得了良好疗效。经过十多年的发展，贺石生教授所在的同济大学附属第十人民医院脊柱外科已成为国内颇具影响力的脊柱微创治疗中心，开展的脊柱微创手术种类繁多，如微创介入技术（射频消融、激光等）、椎间孔镜技术、椎间盘镜技术、微创减压和经皮内固定技术、经皮椎体成形术等。

"十多年前，国内还没有医院开展脊柱微创手术，但这项技术确实给不少需要做手术又不愿意'开大刀'的颈椎病、腰椎病患者带来了福音。

以适用于治疗大多数椎间盘突出症和椎管狭窄患者的椎间孔镜技术为例，手术在局麻下就能完成，切口非常小（约0.7厘米），术后只需要缝合一针甚至不需要缝合，患者于术后2～6小时就可以下地行走，当天就可以出院。相比传统手术，脊柱微创手术创伤更小、恢复更快，也更容易被患者所接受。经过十多年的发展，脊柱微创技术已经在全国各地'遍地开花'。"贺石生教授介绍。

两大难题，阻碍脊柱微创技术发展

既然微创技术那么好，是否可以取代传统手术呢？贺石生教授告诉记者，传统手术与微创手术各有优势和不足，适用于不同患者，并没有绝对的好坏之分。传统手术虽然创伤较大，但病灶暴露良好，医生"看得清、摸得着"，手术时可以"直奔主题"——先找到病灶，再进行操作，适用于治疗大多数脊柱疾病。微创手术主要借助内镜进行操作，切口小，创伤小，患者术后恢复快，但要在体表精准定位脊柱部位的小病灶，并非易事。为避免"失之毫厘，谬以千里"，医生在术前和术中需要进行数十次甚至上百次的X线透视进行"验证"。如此大剂量的射线暴露，不仅会对医生和患者的健康造成威胁，也在一定程度上阻碍了脊柱微创手术的开展。

同心球系统辅助穿刺技术，解决椎间孔镜"定位"难题

"对椎间孔镜手术而言，定位是第一步，也是最关键的一步。动辄上千万的手术导航系统虽然可以帮助定位，但昂贵的价格令很多医院望而却步，且该系统操作难度高，在实际应用方面也存在一定问题。因此，我们一直在思考和探索，希望能找到一种既高效又实用的定位方法，解决微创手术定位难的问题。"贺石生教授介绍。

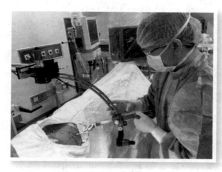
▲ 医生应用同心球系统辅助穿刺技术进行术前定位

功夫不负有心人。贺石生教授从"同心球理论"中得到启发，发明了"同心球系统辅助穿刺技术"。其原理很简单，无论患者体形如何，只要将病灶设定为球心，那么从球面上的任意一点进行穿刺，都能直达球心，分毫不差。

"在同心球系统辅助穿刺技术的帮助下，我们只需要进行 2 次 X 线透视就可以找准穿刺点。与'盲穿'相比，定位时间大大缩短，透视次数大大减少，穿刺准确率也大大提高。"贺石生教授介绍，"目前，该技术已经在全国推广应用，大大提高了微创手术的定位效率。"

遥控骨水泥注射技术，减少75%射线暴露

经皮椎体成形术是一种微创手术，通过向病变椎体内注入骨水泥（聚丙烯酸甲酯）达到强化椎体的目的，目前被广泛用于治疗老年骨质疏松性骨折、肿瘤骨转移等患者。

经皮椎体成形术的创伤很小，医生只需要将直径 4 毫米左右的穿刺针刺入受伤的椎体，并注入适当剂量的骨水泥即可。为确定穿刺针是否到位、骨水泥注射量是否合适，医生往往需要通过多次 X 线透视来评估。为最大限度地保护医生和患者，避免遭受过量 X 线辐射，贺石生教授团队发明了一种可以远距离遥控操作的骨水泥注射技术。

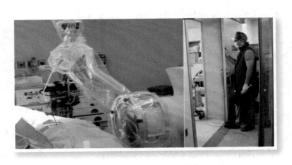

▲ 医生遥控操作骨水泥注射过程

"借助这项技术，医生只要将穿刺部位确定好，就可以离开患者床边。注射骨水泥时，医生可以选择手动遥控注射，也可以选择机器自动注射（配备紧急制动功能，确保安全）。骨水泥的注射剂量可以预先设置，无须反复透视确认。我们的研究显示，运用该技术可以使经皮椎体成形术的射线暴露量减少 2/3。"贺石生教授介绍。

脊柱微创手术定位穿刺系统，"小工具"解决"大难题"

与椎间孔镜、椎间盘镜手术相比，经皮椎弓根螺钉内固定术对术前体表定位的要求更高、需要定位的点也更多。由于既往的体表标志定位或金属标记定位方法不够准确，为找到合适的穿刺点，医生往往需要进行多次透视和反复穿刺。

为解决这个难题，贺石生教授团队自主设计了一个构思巧妙、简单实用的脊柱微创手术定位穿刺系统，可用于各种脊柱微创手术（如椎间孔镜、经皮椎弓根螺钉内固定术、经皮椎体成形术等）的术前定位。

该系统的核心分两部分：体表定位器和皮内定位器。

体表定位器类似于网格板。术前，医生将体表定位器用胶布固定于患者背部，用X线透视后，根据透视图像，在患者体表标出需要做内固定的椎弓根的体表位置。椎弓根体表位置的连线，即为皮肤切口位置。

皮内定位器由藕杆和6枚克氏针组成。藕杆是一种高分子材料，在X线下不显影，其内有多个引导针孔，可以置入克氏针。当皮内定位器放置妥当、经X线透视确认"到位"后，即可取出皮内定位器，并沿克氏针置入穿刺针。

"过去，对于需要进行二次手术的脊柱疾病患者，医生往往会感到十分头疼。因为这些患者的脊柱局部解剖结构已经被破坏，组织粘连也很严重，使术前定位变得难上加难。如今，借助这套定位穿刺系统，我们可以十分快速而准确地确定体表切口的位置，轻而易举地直达病灶，并进行减压、融合及椎弓根螺钉内固定等操作，使原本完成的手术变得简单而精准。"贺石生教授介绍。

4

与脑神经疾病"过招"，创新是"利器"

撰稿 黄蕙

【项目名称】颅神经疾病发病机制研究及外科治疗技术的建立与应用
【奖项】2017 年度上海市科技进步奖一等奖
【主要完成单位】上海交通大学医学院附属新华医院
【主要完成人】李世亭 仲骏 郑学胜 朱晋 唐寅达 应婷婷

----- 专 家 简 介 -----

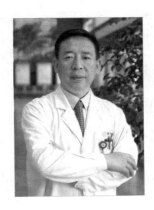

李世亭

上海交通大学医学院附属新华医院神经外科主任、教授、主任医师、博士生导师，上海交通大学颅神经疾病诊治中心主任，世界颅神经疾病外科医师联盟主席，上海市医学会神经外科专科分会副主任委员、功能神经外科学组组长，中华医学会神经外科分会委员、功能神经外科学组副组长。

  扫描二维码，观看视频

对任何一种疾病，盲目治疗都是不可取的。对本身就比较疑难的脑神经疾病而言，更是如此。

19

提起"脑神经（又称颅神经）疾病"，相信大多数人都会觉得陌生。但若提到脑神经疾病中的三种常见病——三叉神经痛、面瘫和面肌痉挛，或许很多人都曾有所耳闻，部分人甚至"深受其害"。

上海交通大学医学院附属新华医院神经外科主任李士亭教授深耕脑神经疾病诊治领域多年，专注于面神经和三叉神经相关疾病的诊疗，通过不断创新治疗理念、开发原创治疗技术，走出了一条具有中国特色的脑神经疾病精准诊疗之路，为大量深受病痛折磨的患者带来福音，由其领衔完成的"颅神经疾病发病机制研究及外科治疗技术的建立与应用"项目荣获2017年度上海市科技进步奖二等奖。

脑神经疾病主要包括哪些？对于其发病机制，有哪些新发现？在外科治疗技术方面，又有哪些创新？且听专家分析。

脑神经疾病，看似"陌生"的常见病

人体有 12 对脑神经，分别是：嗅神经、视神经、动眼神经、滑车神经、三叉神经、外展神经、面神经、听神经、舌咽神经、迷走神经、副神经和舌下神经。它们从大脑发出后，主要分布于头面部，"掌管"着人体的嗅觉、味觉、听觉、视觉、头面部感觉、眼球和舌的活动，以及吞咽、发声、进食等功能。

脑神经疾病这个名词虽然"不知名"，但实际上，它是一类很常见的疾病，细分下来有上百种之多，患者数量以亿计。任何一对脑神经发生病变都属于脑神经疾病，都会导致严重的头面部感觉或运动功能损害，比较常见的有三叉神经痛、面瘫、舌咽神经痛、咬肌痉挛，以及视觉、听觉、嗅觉功能异常，等等。

脑神经疾病种类繁多，发病机制复杂，治疗手段有限，除部分疾病有较为成熟的治疗方法外，仍有相当多的疾病尚无很好的解决方法，需要进一步研究和探索。

系列创新技术，"降伏"三叉神经痛

在脑神经疾病中，被称为"天下第一痛"的三叉神经痛不可不提。三

叉神经痛好发于中老年女性，主要表现为突然发生、反复发作的头面部（面颊、鼻、下颌、牙齿、口腔黏膜、外耳道等处）闪电样剧烈刺痛。由于疼痛非常剧烈，服用常规止痛药无效，很多患者因此痛不欲生，发作时撞墙，甚至轻生的案例，在临床上并不鲜见。

❶ 多项创新技术，让手术更安全、有效

过去，由于没有找到导致三叉神经痛的真正病因，通过破坏三叉神经来缓解疼痛的神经毁损治疗（如射频消融、伽马刀、甘油注射、神经撕脱术等）成为人们"迫不得已"的选择。然而，三叉神经被破坏以后，不可避免地会出现头面部感觉消失等后遗症。

随着科学研究的不断深入，三叉神经痛的病因被发现：95%的三叉神经痛是颅内血管压迫导致，最常见的"责任血管"为小脑上动脉、小脑前下动脉、椎动脉等。

近年来，针对病因进行治疗的"显微血管减压术"成为三叉神经痛的标准治疗方法。然而，随着该技术在临床的应用，并发症多、治疗不彻底、容易复发等问题逐渐显现。

为提高显微血管减压术的安全性和有效性，李世亭教授团队开发了一系列原创技术，包括更微创的手术方法、电生理监测技术、五区评估技术、防粘连技术等，将手术的有效率提高到98%以上，处于国际领先水平。

❷ 从术前到术后，为患者"保驾护航"

"新华医院神经外科每年开展三叉神经显微血管减压术超过500例，技术已经非常成熟，1小时左右就能完成，基本能做到'百发百中'，年龄最大的患者为一名110岁的老人。"李世亭教授介绍。

同样是显微血管减压术，李世亭教授团队为何能如此"胸有成竹"？记者从李世亭教授的介绍中找到了答案。

在新华医院，每一名三叉神经痛患者在术前都必须经过细致的评估和检查，只有确认病因是血管压迫，方能做手术。

在手术方式上，李世亭教授团队首创"小脑裂入路"，从人脑的自然间隙进入，最大限度地保护脑组织不受损伤；针对手术路径中的主要

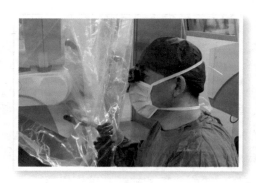

▲ 李世亭教授在手术中

"障碍物"岩静脉，李世亭教授团队首创"岩静脉暂时阻断技术"，在确认阻断该静脉不会引起严重并发症后再切断，进一步降低了手术风险。

在术中监测方面，李世亭教授团队发明了"三叉神经异常反应评估"技术，通过监测三叉神经异常波形消失与否来验证手术是否有效，改变了过去只能凭经验来判断、术后方知"效果"的局面。考虑到导致三叉神经痛的"责任血管"可能不止一处，李世亭教授团队还发明了"五区评估"技术，在所有可能导致三叉神经痛的五个区域进行探查，找到所有的'责任血管'，逐一治疗、逐一验证，使手术更精准、更彻底。

在预防术后复发方面，李世亭教授团队通过研究发现，显微血管减压术后三叉神经与减压材料发生粘连是导致复发的主要原因。为此，他们首创"防粘连技术"，用吸收性明胶海绵将减压材料与三叉神经隔开，有效防止两者发生粘连。借助这一技术，李世亭教授团队成功将三叉神经痛术后复发率降至3‰以下。

首创"桥接理论"和"探雷"技术，大幅提升面肌痉挛疗效

一侧面部不自主抽搐、挤眉弄眼、表情怪异，面肌痉挛患者的"不同寻常"往往令旁人感到害怕，唯恐避之不及。

对面肌痉挛患者而言，这种病虽然不像三叉神经痛那样令人"痛不欲生"，也不致命，但其带来的心理创伤却是巨大的。

李世亭教授告诉记者，在我国，面肌痉挛也不罕见，粗略估计患者数量不低于2000万人。与三叉神经痛类似，面肌痉挛也大多是"血管压迫"引起的。

"面肌痉挛好发于中老年人，主要是因为中老年人往往合并高血压、

糖尿病，血管容易硬化，而硬化的血管更容易导致神经受压。不过，面肌痉挛的发生与过度劳累、精神紧张、焦虑、抑郁、失眠等因素也有一定关系。存在上述情况者应及时改善和纠正，防患于未然。"李世亭教授提醒道。

由于治疗难度高，疗效不尽如人意，面肌痉挛一直是神经外科领域的一大难题。为攻克这一顽疾，李世亭教授团队通过多年研究和探索，在发病机制研究、治疗技术开发等方面取得了一系列创新成果，将面肌痉挛的治疗有效率大幅提升至98%以上。

❶ 发现面肌痉挛新机制

2012年，李世亭教授在国际上率先提出面肌痉挛发病新机制——"交感神经桥接理论"，引起广泛关注。李世亭教授团队发现，交感神经是"责任血管"与受压神经之间的"桥梁"，在面肌痉挛的发生和发展过程中起关键作用，如果交感神经没有问题，即便存在血管压迫，也不会引起面肌痉挛。

❷ 开发术中监测新技术

基于这一新发现，李世亭教授团队于2013年开发了一项通过监测交感神经反应来精确定位"责任血管"的电生理技术——ZLR监测技术。该技术类似于"工兵探地雷"。手术时，医生将探针放到面神经周围的血管旁进行测试：若某处出现ZLR波，说明此处有"地雷"（血管压迫），需要处理；若没有出现ZLR波，则说明此处是"安全"的，即便有血管压迫，也不是引起面肌痉挛的病因，不需要处理。同时，该技术也被用来验证手术是否有效——治疗后ZLR波消失，即说明"拆雷"成功。

"由于导致面肌痉挛的'地雷'往往不止一个，过去医生只能凭临床经验来判断，难免有疏漏和误判，且手术有没有'做到位'，病有没有被治好，必须等到术后才能知晓。如今，我们借助ZLR监测技术，仅用一小时就能将导致面肌痉挛的所有'雷区'探查清楚，使手术变得更加精准；治疗后，再用该检测技术进行验证，立刻就能知道手术是否成功。目前，这项由我们中国人原创的技术已经在全世界广泛应用。"李世亭教授解释道。

此外，李世亭教授团队还开发了同样可用于术中监测的双重 AMR 技术和 EMG 技术，与 ZLR 监测技术相结合，可以进一步提升手术的精准度和有效率。

"拯救"顽固性面瘫，变"不可治"为"可治"

与上述两种疾病相比，面瘫的"知名度"更高、更常见。粗略估计，我国现有面瘫患者超过 5000 万人。导致面瘫的原因主要包括炎症（病毒或细菌感染）、外伤（如车祸等）、脑血管意外（脑卒中）和肿瘤等。面瘫主要表现为面部肌肉瘫痪，眼裂变大、闭不上、口角下垂，微笑时口角歪斜等。

面瘫的治疗方法虽多，如吃药、输液、按摩、针灸、理疗等，但治疗不规范的情况十分常见，治疗效果也不尽如人意，部分面瘫患者可能遗留非常严重的后遗症。

作为上海交通大学面瘫诊疗中心所在地，由李世亭教授领衔的新华医院神经外科专注于严重面瘫的手术治疗，通过开发和应用创新技术，为部分患者带来了希望。

❶ 神经联合移植，最大限度恢复面神经功能

对面神经功能完全丧失的面瘫患者而言，神经移植是唯一可能改善症状的方法。过去，医生一般用患者的舌下神经进行移植，以部分替代面神经的功能。术后，患者的面瘫症状虽有所改善，但舌下神经的功能却丧失了。这种神经移植手术相当于"拆东墙、补西墙"。

为解决这一问题，李世亭教授首创舌下神经－颈神经联合移植术，先用与面神经粗细接近的舌下神经来修复面神经，再用颈神经（颈 1、颈 2）修复舌下神经。

"我们通过研究发现，切断颈 1 或颈 2 神经以后，对患者功能的影响不大，可以将其作为供移植的神经；不过，由于颈神经与脑神经是两种类型的神经，故不能直接用颈神经修复面神经，只能用它来修复功能不那么复杂的舌下神经，避免舌体萎缩。"李世亭教授介绍，"与单根神经移植相比，舌下神经－颈神经联合移植虽然手术难度高了很多，但效果

十分明显。手术后，患者的面瘫症状明显改善，面神经功能可以恢复到正常的 70%～80%。"

❷ 面神经减压术，为面瘫后遗症患者"解痉"

面瘫发展到后期，会出现两种情况：一种是弛缓型面瘫，神经功能减退，面部肌肉完全松弛，面部表情消失；另一种是痉挛性面瘫，患者面部肌肉僵硬、痉挛，睁不开眼睛，还会出现无法控制的"口眼联动"现象（开口说话时，眼睛跟着动；眨眼时，嘴也跟着动），十分痛苦。在 2018 年以前，痉挛性面瘫几乎是"不治之症"。

李世亭教授团队通过研究发现，面神经减压对改善痉挛性面瘫患者的症状有一定效果。在此基础上，他们发明了一种仅用半小时就能完成的微创面神经减压手术。医生只要在患者耳垂下方颈颅窝处找到面神经，然后对其进行减压即可。

"临床观察发现，该手术的有效率可以达到 80% 左右。目前，我们已经将这种技术推广到全国，希望能为更多面瘫患者解除痛苦。"李世亭教授说。

5

创新技术，解决复杂创面修复难题

撰稿 黄慧

【项目名称】复杂创面组织整复关键治疗技术与临床应用
【奖项】2018 年度上海市科技进步奖三等奖
【主要完成单位】复旦大学附属中山医院
【主要完成人】亓发芝 施越冬 刘家祺 顾建英 冯自豪 杨震 张勇

--- 专家简介 ---

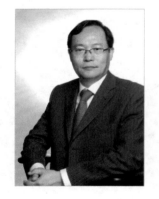

亓发芝

复旦大学附属中山医院整形外科主任、乳腺病诊疗中心副主任、二级教授、博士生导师，中华医学会整形外科分会常委，中国医师协会美容与整形医师分会常委、乳房整形专业委员会候任主任委员，上海市医学会整形外科专科分会副主任委员，上海市医师协会整形科医师分会副会长。

扫描二维码，观看视频

　　毛囊干细胞具有双重分化特性。从慢性创面患者的头皮上取一定量的毛囊单位，"种"到创面上，促使毛囊干细胞向皮肤细胞分化，从而修复创面。

　　提起整形外科，很多人的第一反应是"做整容手术的科室"。实际上，除"重睑、隆鼻、抽脂"等整形美容手术外，整形外科还有一项更重要的任务——修复。无论是创面修复，还是组织缺损的修复，都属于整形外科的治疗范畴。

　　近年来，随着我国人口老龄化进程加速，褥疮、糖尿病足、老烂脚等复杂创面越来越常见。这些久治不愈的创面不仅令患者苦不堪言、生活质量明显下降，更可能成为导致很多老年患者死亡的"导火索"。

　　为攻克疑难、复杂创面修复这一棘手难题，复旦大学附属中山医院整形外科主任亓发芝教授带领团队历经数年研究，在国际上率先将毛囊单位移植技术用于复杂创面的修复，取得良好疗效。由其领衔完成的"复杂创面组织修复关键治疗技术与临床应用"项目荣获 2018 年度上海市科技进步奖三等奖。

　　创面修复主要有哪些方法？"毛囊单位"为何能修复难以愈合的创面？且听专家分析。

首创"毛囊单位移植"，复杂创面"微创治"

　　当人体遭遇外伤、烫伤、手术、局部受压等致伤后，局部皮肤和组织的完整性被破坏，可表现为大小不一、深浅不等的创面。根据愈合周期，创面可分为急性创面和慢性创面。通常，面积较小的创面较容易愈合，修复难度不大；而对于创面较大或创面虽不大但位于重要部位（如鼻翼等），以及累及皮下组织、肌肉，甚至骨骼的复杂创面，如何进行微创而有效的修复，仍是一个亟待解决的难题。近年来，随着社会经济的发展及人口老龄化进程加速，因交通事故、工伤等需要进行创面修复的病例呈持续下降趋势，而与糖尿病、下肢血管病变等慢性病相关的压疮（褥疮）、糖尿病足、老烂脚等慢性创面患者越来越多。这些患者或年老体弱，或合并多种慢性病，全身状况差，创面修复困难重重，给患者、家庭和社会带来沉重负担。

　　传统的创面修复方法包括植皮、皮瓣移植等，这些方法虽然有一定效果，但存在一个明显"短板"——无法恢复皮肤的正常结构和功能。

以植皮为例：用于植皮的皮肤可以是异体皮，也可以是从患者身体其他部位取下的自体皮，但一般都是不带汗腺和皮脂腺等皮肤附属器的表皮，不具备排汗、分泌皮脂等功能，仅能起到"覆盖创面"的作用；同时，由于植皮的皮肤不耐磨，对于跟腱等部位的创面修复往往"无能为力"。

为帮助众多复杂创面患者摆脱困境，亓发芝教授团队经过数年探索，创新性地采用"毛囊单位移植"的方法对复杂创面进行微创修复，取得良好效果。亓发芝教授告诉记者，毛囊单位是包括表皮、皮肤附属器（汗腺、皮脂腺）和毛囊干细胞在内的复合组织。毛囊干细胞具有双重分化特性，既可以分化为皮肤细胞（长出皮肤），也可以分化为毛囊细胞（长出毛发）。于是，他们就大胆设想：利用毛囊干细胞可以分化为皮肤细胞的特性，从慢性创面患者的头皮上取一定量的毛囊单位，先用镊子将其中的毛囊破坏（阻止毛囊干细胞向毛囊细胞分化），再将毛囊单位"种"到创面上，促使毛囊干细胞向皮肤细胞分化，从而修复创面。

"我们的研究发现，这种修复方法具有三大优点：一是创伤小，操作简单，医生在患者床边即可完成，尤其适用于无法耐受常规植皮手术的高龄患者；二是修复效果好，取自头皮的毛囊单位被'种'到创面一段时间后，会自动'长出'具有正常皮肤功能的'新皮'，且比植皮更平整、更耐磨；三是修复效果好、不留瘢痕，因为头皮内的毛囊干细胞比其他部位多，且取材后的创面能被头发完全遮盖。"亓发芝教授介绍。

为了验证毛囊干细胞可以分化为皮肤细胞，亓发芝教授团队进行了深入的实验研究。在体外实验中，他们将毛囊干细胞标记后进行培养，发现其确实可以分化为皮肤细胞。之后，他们又将去除了表皮的毛囊单位移植到创面上，发现其依然能"长"出新皮，进一步证实了毛囊干细胞具有分化为皮肤细胞的特性。"我们还对毛囊单位的分化和修复能力进行了研究，结果发现，修复1平方厘米（一个指甲盖大小）的创面，只要移植5个毛囊单位即可，这充分说明毛囊单位移植有着广阔的发展空间。"亓发芝教授介绍。

截至目前，亓发芝教授团队已经为50余名慢性创面患者进行了毛囊单位移植，修复效果都很好。"虽然从理论上说，毛囊单位移植适用于绝大多数慢性创面的修复，但目前一般用于对创面修复要求高的患者，以及合并多种慢性病、不能耐受常规手术的高龄患者。未来，我们将加强推广力度，让这项技术能够为更多患者造福。"亓发芝教授表示。

开辟治疗"新思路"，为皮肤色素脱失患者"谋福利"

将毛囊单位用于修复慢性创面已经取得成功，那么，是否可以将该技术用于治疗其他疾病呢？经过深思熟虑，亓发芝教授团队将目光锁定在色素脱失性疾病的治疗上。

相信很多人都有这样的经历：当皮肤遭遇创伤以后，如果伤口较深，损伤部位往往会留下瘢痕，有些瘢痕表面会发白，与正常皮肤形成明显对比。这主要是因为：正常表皮内有黑素细胞，能分泌黑色素；瘢痕组织内没有黑素细胞，瘢痕表面就会发白，少数呈银白色。若发白的瘢痕位于面部，或瘢痕面积较大，则会影响美观。

既然毛囊单位包含表皮、皮肤附属器和真皮，自然也包含黑素细胞。如果将毛囊单位移植到色素脱失部位，会产生怎样的效果呢？亓发芝教授团队对此进行了专门研究并取得成功：他们先将瘢痕磨去，然后将取自头皮的毛囊单位"种"上，2～3周后，瘢痕局部就长出了"新皮"，不仅与周围皮肤平齐，颜色也与正常皮肤无异。

临床上，皮肤色素脱失性疾病患者数量庞大，仅白癜风患者就有数千万人，但一直苦于没有很好的治疗方法。未来，如果能把该技术进一步优化并推广，将会给此类疾病的治疗带来翻天覆地的变化。

发现创面难愈新机制：*Kindlin*相关基因表达受限

为什么有些创面容易愈合，有些创面却反复难愈呢？是什么因素在影响创面的愈合进程呢？为探索影响创面愈合的因素，亓发芝教授团队在国际率先开展 *Kindlin-1* 和 *Kindlin-2* 在创面愈合中作用的研究。亓发芝教授说："我们通过研究发现，局部 *Kindlin-1* 表达受限的患者，表皮细胞增殖和迁移功能受损；而局部 *Kindlin-2* 表达受限的情况在复杂创面患者中更常见，说明该蛋白分子与真皮的再生能力相关。也就是说，创面局部存在

Kindlin-1 和 *Kindlin-2* 表达受限的患者，创面往往不容易愈合。未来，通过调控这两个蛋白分子的表达，可能有助于创面肉芽和表皮的生长，使难愈创面恢复正常愈合能力，为复杂创面的治疗提供新思路。"

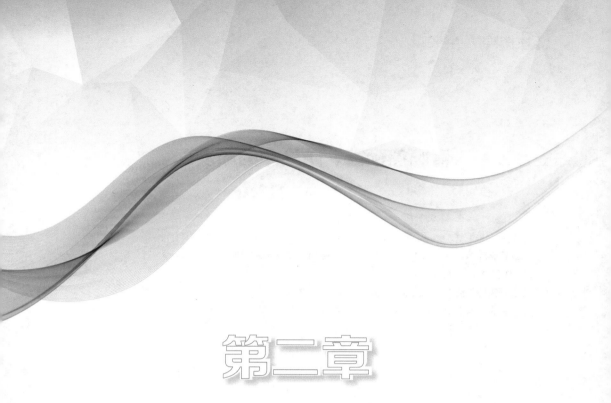

第二章

内科创新

1

胃肠癌预警、防治中的新发现

撰稿 黄薏

【项目名称】胃肠癌预警、预防和发生中的新发现及其临床应用
【奖项】2018 年度国家科技进步奖二等奖
【主要完成单位】上海交通大学医学院附属仁济医院
【主要完成人】房静远 陈萦昍 洪洁 许杰 陈豪燕 李晓波 曹晖 高琴琰
          熊华 陈慧敏

专家简介

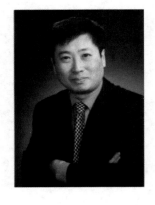

房静远

上海交通大学医学院附属仁济医院副院长、消化内科主任、教授、主任医师、博士生导师，上海市消化疾病研究所所长，上海市消化内科临床医学中心主任，中华医学会消化病学分会副主任委员，中国医师协会消化医师分会副会长，上海市医学会消化病学专科分会前任主任委员。

  扫描二维码，观看视频

"胃龄"就是"胃的年龄"，它可以较真实地反映胃衰老的程度。"胃龄"与实际年龄的差距越大，说明胃衰老的速度越快。

　　胃癌和肠癌是我国常见的恶性肿瘤，发病率居恶性肿瘤前五位。最近十余年来，随着人们饮食和生活方式的改变，大肠癌的发病率上升明显，上海地区大肠癌的发病率已经超过胃癌。由于胃肠癌早期无明显不适症状、胃肠镜筛查在我国尚未普及，故我国胃肠癌早期诊断率不高，很多患者在被确诊时已是中晚期，预后不佳。

　　为找到有效的胃肠癌预防策略和预测方法，上海交通大学医学院附属仁济医院消化内科房静远教授团队进行了数十年潜心研究，取得了一系列原创性成果。由其领衔开展的"胃肠癌预警、预防和发生中的新发现及临床应用"项目荣获 2018 年度国家科技进步奖二等奖。该项目有哪些值得关注的新发现？听听专家的分析。

关注"胃龄"，别让你的胃过早衰老

　　在"胃肠癌预警、预防和发生中的新发现及临床应用"项目中，房静远教授提出了"胃龄"的概念。所谓"胃龄"，顾名思义，就是"胃的年龄"，它可以较真实地反映胃衰老的程度。为准确判断患者的"胃龄"，房静远教授团队建立了一个简易的"胃龄"评估模型。医生在综合评估患者胃黏膜活检病理检查结果、病史、日常饮食、是否存在幽门螺杆菌感染、生活习惯等情况后，就能"算出"患者的"胃龄"。"胃龄"与实际年龄的差距越大，说明胃衰老的速度越快，患者将来发生胃癌的风险也越高。"胃龄"不仅有助于医生判断慢性萎缩性胃炎患者发生胃癌的风险，确定内镜随访间隔时间，减少漏诊，节约医疗费用，对患者也有很好的警示作用。

　　"随着年龄增长，人体各器官、组织会逐渐老化，胃同样如此。就像人老了会长皱纹、白发一样，老年人出现轻度萎缩性胃炎、肠上皮化生等'胃衰老'的表现，一般属于正常现象。不过，如果胃提前衰老了，就需要提高警惕。"房静远教授说，"我们在做胃镜时发现，有些人虽然年龄不过三十多岁，但他们的胃却像五六十岁的人，胃黏膜萎缩、肠化十分明显。这些人将来发生胃癌的风险较高，需要加强筛查，以免漏诊。"

　　为什么 30 岁的人会有 60 岁的胃？房静远教授告诉记者，"胃龄"老

化与不良生活、饮食习惯密切相关。经常吃快餐、油炸食品、腌制食物，经常吸烟、饮酒，蔬菜、水果长期摄入不足等，都会使胃过早衰老。

肠道菌群紊乱"促发"大肠肿瘤

房静远教授团队通过研究发现，肠道菌群紊乱与大肠肿瘤的发生、发展关系密切。进展期大肠腺瘤（大肠癌的癌前疾病）患者粪便中共生梭菌丰度明显高于正常人群。也就是说，检测粪便中共生梭菌的丰度，有助于"预警"大肠腺瘤。

结合上述发现，房静远教授团队研制了共生梭菌诊断试剂盒，并已实现专利转化。相信在不久的将来，联合检测肠道菌群、癌胚抗原和粪隐血试验，将进一步提升大肠肿瘤的早期筛查准确性。

多吃蔬菜、少吃红肉对肠道健康有益的道理很多人都懂，但对具体原因并不了解。房静远教授团队经过研究发现，低膳食纤维饮食导致粪便丁酸盐含量低、进展期大肠腺瘤发生风险高，首次证明低膳食纤维饮食是导致大肠肿瘤的高危因素。

检测"肠菌"，可预测大肠癌化疗效果

对多数中晚期大肠癌患者而言，化疗是必不可少的治疗手段。遗憾的是，大量研究显示，仅 40% 的大肠癌患者可以从化疗中获益。也就是说，化疗对一半以上的大肠癌患者是无效的（耐药）。

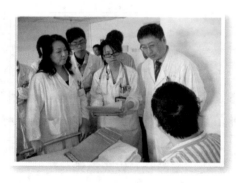

▲ 房静远教授在查房

如何才能预测化疗对大肠癌患者是否有效呢？房静远教授团队通过三组临床队列研究首次证明：在肠癌手术标本中，具核梭杆菌丰度高的患者对化疗不敏感，易复发，预后差，提示肠道菌群可能存在潜在的治疗靶点。该成果于 2017 年 7 月发表在国际著名学术期刊 *Cell* 上。

既然具核梭杆菌与化疗耐药有

关，那么杀菌治疗是否可以逆转化疗耐药，从而改善预后呢？房静远教授告诉记者，这正是他们目前正在深入研究的课题之一。

每天1毫克叶酸，有助预防大肠腺瘤

早在 1992 年，仁济医院消化科即在江绍基、萧树东教授的带领下进行胃癌预防的相关研究，并证实萎缩性胃炎患者服用叶酸有助于预防胃癌。

在 50 岁以上人群中，大肠腺瘤的发生率超过 30%，而 85% ～ 90% 的大肠癌是由大肠腺瘤转变而来的。在"胃肠癌预警、预防和发生中的新发现及临床应用"项目中，房静远教授团队证明，每天服用 1 毫克叶酸可预防大肠腺瘤的初次发生（即一级预防），引起学术界的重视。

"需要提醒大家的是，虽然我们的研究证实叶酸有助预防大肠腺瘤的发生，叶酸片的价格不高，服用也方便，但并非所有人都适合服用叶酸片。"房静远教授提醒道，"只有做过肠镜、确定没有肠道新生物，且其他器官也没有肿瘤存在者方能服用，否则有害无益。"

房静远教授告诉记者，除服用叶酸片外，多吃谷类、海鱼、蔬菜等富含叶酸的食物，也有预防作用。

最新研究：黄连素可预防大肠腺瘤复发

大肠腺瘤切除以后的复发率很高，1 年复发率为 30% ～ 40%，5 年复发率超过 50%。为寻找预防大肠腺瘤复发的有效方法，房静远教授团队联合国内 7 家医院，用 4 年多的时间，对 900 余例大肠腺瘤摘除术后患者进行研究后发现，口服黄连素（小檗碱），每天 2 次、每次 3 粒，可使大肠腺瘤复发风险降低 23%，且副作用轻微。该研究结果于 2020 年 1 月发表于国际著名医学期刊《柳叶刀·胃肠病和肝病学》。

2

科学"练脑"防痴呆

撰稿 莫丹丹 黄慧

【项目名称】多维度认知训练对认知老化干预方法的构建及应用
【奖项】2017 年度上海市科技进步奖三等奖
【主要完成单位】上海交通大学医学院附属精神卫生中心
【主要完成人】李春波 冯威 申远 李清伟 吴文源 曹歆轶 姜丽娟

专家简介

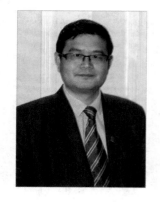

李春波

上海市精神卫生中心副院长、主任医师、教授、博士生导师，上海交通大学心理与行为科学研究院副院长，中国康复医学会阿尔兹海默病与认知障碍康复专业委员会副主任委员，中国心理卫生协会心身医学专业委员会副主任委员，中国心理学会老年心理学专业委员会副主任委员，上海市医学会行为医学专科分会主任委员。

  扫描二维码，观看视频

老年人平时应有意识地多动脑，勤"练"脑，并保持心情愉悦，坚持健康的生活方式，以维护良好的认知功能。

随着年龄增长，老年人会出现记忆力衰退等认知功能下降的表现，称为认知老化。一部分认知老化会进展为认知功能障碍（俗称"痴呆"）。作为老年人口最多的国家，我国现已有痴呆患者超过 1000 万人，且正以每年30 万人的速度增长。痴呆不仅严重影响患者的生活质量，也给社会和家庭带来沉重负担。

到目前为止，痴呆尚无特效治疗药物。如何延缓老年人的认知老化，降低痴呆的发生风险，一直是医学界研究的热点和难点。为探寻有效的干预方法，上海市精神卫生中心李春波教授团队进行了十余年的深入研究，并凭借"多维度认知训练对认知老化干预方法的构建及应用"项目获评2017 年上海市科技进步奖三等奖。

该项目的多维度认知训练包含哪些内容？如何实现对认知老化的干预？适用于哪些老年人？且听专家分析。

聚焦"成功老龄"，将痴呆防治关口前移

以往老年医学研究往往聚焦于病态人群，却较少关注到数量更为庞大的健康老年人群。随着年龄增长，即使没有罹患严重的躯体和精神疾病，老年人的认知功能也会逐渐下降。如果能在早期遏制这种下降趋势，对于预防痴呆，实现"成功老龄"无疑具有重要意义。

所谓"成功老龄"，是指那些与增龄相关的功能状况无改变或改变甚微的老年人群，他们尽管年事已高，但认知功能良好、心身健康。

多维度认知训练，改善老年人认知功能

近年来的研究发现，老年人的认知功能具有可塑性，可通过认知技巧练习加以保持或增强。因此，国际医学界开始采用认知干预延缓老年人认知功能下降。美国一项多中心前瞻性研究证实，推理训练和记忆训练对控制认知功能下降具有良好效果。李春波教授团队在此项研究的基础上，根据上海市老年人特征及地域特色，探索并制定了一套多维度认知训练方案。

该团队率先在国内开展系列随机对照试验，对上海市 200 余名65 ～ 75 岁的社区健康老年人进行综合认知训练。每次训练 1 小时，1 周 2

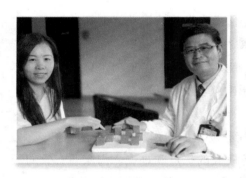

▲ 李春波教授团队进行认知训练工具的开发

次，为期 12 周。通过故事情节回忆、词汇记忆、"人脸和名字记忆"训练老年人的记忆力和联想能力；通过推理训练（如图形比较、图形想象、寻找规律等），增强老年人的推理能力；通过学习使用上海地图锻炼老年人的学习能力和信息处理能力……训练时，研究人员会针对各项训练内容讲解相应技巧，帮助老年人根据内容运用不同的记忆策略，例如：在记忆故事情节时，抓住故事的关键信息；在"人脸和名字记忆"中，把名字和人脸的特征联系起来；在记忆名字时，根据谐音将名字转化为容易记住的词；在记忆多个词汇时，将它们串联成一段话或一个故事；等等。

此外，该项目还通过制作手工艺品、书法、绘画、老年健身操等益智健身活动，促使老年人学习新事物，锻炼他们的动手能力和协调能力。每次训练课后，老年人还要完成一项家庭作业，包括阅读并回答问题、书法、绘画等。掌握训练内容后，老年人可以结合个人兴趣进行自我锻炼。

干预结果表明，经过训练的老年人认知功能有所提高，即便在训练结束后一年，其大脑顶叶后部白质的完整性仍得以保持，大脑海马部分亚结构萎缩速度较慢，提示多维度认知训练具有更持久的效果。李春波教授表示："这一结果证实了认知训练对健康老年人群神经可塑性的积极影响，为今后在社区进一步推广认知训练，预防痴呆提供了重要的科学依据。"

此外，与以往的单一认知训练相比，多维度认知训练是更"接地气"、更具趣味性的干预方案，极大地激发了老年人的参与热情。"在我们实施干预期间，很多老年朋友因为觉得课程有趣，拉着自己的老伴、朋友一起来'听课'，甚至有学员在住院期间特意向医院'请假'过来参与训练。"李春波教授表示。

为了让更多老年人从中获益，李春波教授团队积极与静安区卫健委、静安区精神卫生中心等单位合作，开展"脑健康保护"活动。未来，他们计划将该项研究成果转化为免费产品，供更多老年人应用。同时，该团队正在进行认知训练结合物理刺激（如经颅交流电刺激、经颅磁刺激等）的相关研究，有望进一步提升干预效果。

三大策略，预防认知老化

研究发现，71～75岁是认知功能下降最快的阶段。因此，认知训练最好在70岁之前进行。越早开始，越早获益。对于老年人预防认知老化，李春波教授有以下3点建议：

❶ 多动脑，勤"练脑"

老年人平时要有意识地锻炼自己的认知功能，比如：学习一些新的技能（如使用电子产品等），多参与棋牌、鲁班锁等益智健脑的游戏，培养有益身心的兴趣爱好，经常参加手工制作、绘画、书法、摄影等需要创造性和动手操作的业余活动，等等。

❷ 保持良好心态

有研究发现，有抑郁症状的老年人患痴呆的风险远高于正常老年人。老年人要积极调整心态，排遣消极情绪，多走出家门，多与他人交流，多参加集体活动。家人要关注老年人的情绪状态，若发现老年人存在心理问题，要及时寻求专业医生的帮助。

❸ 保持健康生活方式

研究发现，体重过高或过低均是认知功能下降的危险因素，老年人要坚持适量运动，散步、跳广场舞、打太极拳都是很好的选择。同时要保证膳食均衡，营养充足。老年人最好每天保证7～8小时的睡眠，如果夜间睡眠达不到以上标准，可以用午睡补充。患有慢性病的老年人要配合治疗，控制病情。

专家忠告

老年人要摒除"人老了，自然会糊涂"的观念，很多认知功能下降的危险因素其实是可以避免的。坚持"练脑"，注意"护脑"，完全可以让大脑"老当益壮"。

3

远离痴呆：把握"黄金干预期"

撰稿 黄蕙 刘利

【项目名称】早期认知功能障碍的发病机制与临床干预研究
【奖项】2017 年度上海市科技进步奖三等奖
【主要完成单位】同济大学
【主要完成人】刘学源 赵延欣 金爱萍 谈艳 孟桂林 方珉 陆悠

----- 专家简介 -----

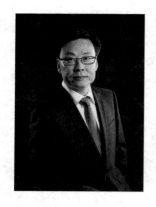

刘学源
　　同济大学附属第十人民医院神经内科主任、卒中中心主任、主任医师、教授、博士生导师，中华医学会神经病学分会委员，上海市医学会神经内科专科分会第八届委员会副主任委员，上海市中西医结合学会神经科专业委员会主任委员，上海市医师协会神经内科医师分会副会长。

扫描二维码，观看视频

　　轻度认知障碍被认为是痴呆的"前奏"，具有进展为痴呆的高风险。轻度认知功能障碍阶段是进行干预、延缓痴呆发生和发展的"黄金期"。

认知功能障碍，俗称"痴呆"。随着年龄增长，认知功能障碍的发病率迅速上升。据统计，我国现有痴呆患者超过1000万人，且以每年30万人的速度增长。认知功能障碍不仅严重影响患者的生活质量，也给社会和家庭带来沉重负担。

轻度认知功能障碍是介于正常老化与痴呆之间的一个过渡阶段。其特点是：与年龄、受教育程度相当的正常老年人相比，患者有较明显的记忆功能减退或其他认知功能障碍，但尚未达到痴呆的诊断标准，患者的日常生活能力基本不受影响。研究显示，在轻度认知功能障碍患者中，每年有12%～14%的人会进展为痴呆。而在正常老年人中，这一比例仅为1%～2%。因此，轻度认知障碍被认为是痴呆的"前奏"，具有进展为痴呆的高风险。

到目前为止，痴呆的治疗仍是世界难题，没有特效治疗药物。为延缓轻度认知功能障碍向痴呆转化，寻找有效的干预方法，同济大学附属第十人民医院神经内科刘学源教授团队进行了深入研究，并凭借"早期认知功能障碍的发病机制与临床干预研究"项目获评2017年度上海市科技进步奖三等奖。

轻度认知功能障碍：痴呆的"前奏"

很多人都有这样的感觉，随着年龄增长，越来越容易"忘事"，记忆力和学习能力均大不如前。记忆功能减退是大多数轻度认知功能障碍患者的主要表现，同时也是众多中老年人的"困扰"，如何区分正常健忘与轻度认知功能障碍呢？刘学源教授表示，正常健忘主要表现为比较容易"忘事"，但经人提醒可以回忆，日常生活能力完全不受影响；轻度认知功能障碍主要表现为近期记忆明显减退，丢三落四、前讲后忘，且经人提醒不能完全回忆，但日常生活能力不受影响；痴呆则表现为严重的记忆力和执行力下降，严重影响日常生活能力，外出会迷路，甚至一些简单的家务都不能完成。

需要提醒的是，由于轻度认知功能障碍起病较隐蔽，容易被误认为是衰老的表现，从而耽误最佳干预时机。因此，老年人若出现记忆力减退，不可麻痹大意，也不能草率地认为自己只是"老糊涂"了，而应及时去医院就诊，接受进一步检查和专业评估，以判断是否存在轻度认知功能障碍。

"黄金干预期"，别错过

轻度认知功能障碍是一种可逆的"中间状态"：若能及时发现、尽早干预，患者的认知功能可以在较长时间内保持稳定，甚至有所好转；但若任由其发展，则会有很大概率进展为痴呆。

刘学源教授告诉记者，轻度认知功能障碍阶段是进行干预、延缓痴呆发生和发展的"黄金期"。首先，相对于普通老年人，轻度认知障碍患者能够发现并重视自己存在的认知功能减退问题，能意识到自己离痴呆已经不远了，因此更愿意配合治疗，依从性更好；其次，大量研究已经证实，在轻度认知障碍阶段进行有效干预，可以延缓病情进展。如此一来，医方"有办法"，患方"肯配合"，双方"劲往一处使"，往往能事半功倍。

"更隐蔽"的三种危险因素，别忽视

与认知功能障碍有关的危险因素很多，主要分为"可控"和"不可控"两种。遗传、年龄、性别等缺乏有效的干预手段，属于"不可控危险因素"；高血压、血脂异常、吸烟、肥胖、不良生活方式等危险因素，可以通过医疗和生活调节等手段加以控制，属于"可控危险因素"。

刘学源教授团队在临床实践中发现，高血糖、高同型半胱氨酸血症、反复低氧血症可诱发脑部小血管病变，造成脑白质变性和微出血，进而诱发和加重认知功能障碍。相对于高血压、血脂异常、吸烟等常见危险因素，人们对这三种危险因素的认识不足，关注度不高，干预措施也没有跟上。为证明这三种危险因素与认知功能障碍的相关性，刘学源教授团队对1200余名轻度认知功能障碍患者进行了为期3～6年的干预。结果发现，接受干预的患者每年发展为痴呆的比例为8%，低于其自然转化率（12%～14%）。

❶ 高同型半胱氨酸血症

同型半胱氨酸是氨基酸代谢的中间产物。空腹血清同型半胱氨酸 ≥ 15 微摩 / 升，称为"高同型半胱氨酸血症"。刘学源教授团队通过研究发现，血清同型半胱氨酸水平升高不仅会损伤神经细胞，损害认知功能，还可损伤血管内皮细胞，加重小血管病变，导致脑白质变性和颅内微出血等。为此，刘学源教授提出，轻度认知功能障碍患者应常规检测血清同型半胱氨酸水平。高同型半胱氨酸血症患者可以通过口服叶酸和维生素 B12 进行治疗。当血清同型半胱氨酸降至正常水平后，可停止服药。平时多吃蔬菜和水果（尤其是苹果），也有助于降低血清同型半胱氨酸水平。

❷ 低氧血症

刘学源教授团队研究发现，反复缺氧可导致大脑神经元损伤，与认知功能障碍的发生和加重有关。睡眠时鼾声如雷、时断时续，自觉憋气，常被憋醒的患者往往存在睡眠呼吸暂停综合征，容易因反复缺氧而诱发认知功能障碍，需要积极干预。治疗措施包括减肥，戒除烟酒，以及在医生指导下使用无创呼吸机、口腔矫治器等，必要时可进行手术治疗。

❸ 高血糖

刘学源教授团队通过研究发现，高血糖可导致神经元过度自噬，诱发神经元损伤。若合并低氧血症，可进一步增加认知功能障碍的发生风险。因此，轻度认知功能障碍患者应常规检测血糖。血糖高于正常者，应在医生指导下接受正规治疗。合并睡眠呼吸暂停综合征者，也应进行治疗。

4

脑功能显像新技术，提高帕金森病早期诊断率

撰稿 莫丹丹 黄蕙

【项目名称】帕金森病早期的脑功能显像诊断、发病新机制及干预
【奖项】2017 年度上海市科技进步奖三等奖
【主要完成单位】复旦大学附属华山医院
【主要完成人】王坚 左传涛 肖保国 吴平 邬剑军 于欢 葛璟洁

---- 专家简介 ----

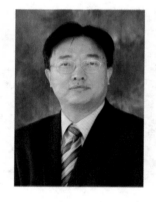

王坚

复旦大学附属华山医院神经内科副主任、主任医师、教授、博士生导师，上海市"浦江人才"，上海市卫生系统优秀学科带头人，中国康复医学会帕金森病和运动障碍专业委员会副主任委员，中华医学会神经病学分会帕金森病及运动障碍学组委员，上海市医学会神经内科专科分会副主任委员。

扫描二维码，观看视频

帕金森病患者若能及早获得明确诊断，接受规范化治疗，同时坚持对病情有益的生活方式，有望延缓病情进展，提高生活质量。

帕金森病（PD）是一种在老年人群中常见的神经系统退行性疾病。流行病学调查显示，目前我国65岁以上人群帕金森病的患病率为1.7%，且随着年龄增长，患病率呈明显上升态势。帕金森病不仅严重影响患者的生活质量，也给家庭和社会带来沉重的负担。

到目前为止，帕金森病的治疗以改善症状和延缓进展为主，尚不可治愈。帕金森病起病隐匿，早期诊断困难。对帕金森病患者而言，尽早获得明确诊断并采取干预措施，对提高生活质量具有重要意义。

复旦大学附属华山医院神经内科王坚教授团队历时十余年，围绕帕金森病的早期诊断、发病机制及干预措施开展研究，由其领衔完成的"帕金森病早期的脑功能显像诊断、发病新机制及干预"项目荣获2017年度上海市科技进步奖三等奖。该项目如何实现帕金森病的早期诊断？在帕金森病的发病机制方面又有哪些新发现？且听专家分析。

早期诊断，意义重大但面临挑战

帕金森病患者主要表现为静止性震颤、肌强直、运动迟缓、姿势平衡障碍等运动症状，常伴有嗅觉减退、便秘、抑郁、睡眠障碍等非运动症状。帕金森病的诊断主要依据3个核心运动症状，即必备"运动迟缓"，以及"静止性震颤"或"肌强直"中的一项（俗称"慢＋抖／僵"）；还须具备一些支持条件（如多巴胺能药物具有显著疗效、出现左旋多巴诱导的异动症等）。在运动症状出现前，帕金森病患者的病理改变往往已经悄无声息地发生。由于帕金森病起病隐匿，主要依据临床症状的诊断方式难以识别症状轻微或不典型的帕金森病早期患者，容易贻误干预时机。因此，寻找一种更敏感、更准确的方法在更早期对帕金森病患者明确诊断是医学界共同努力的方向。

多巴胺能PET显像，助力帕金森病早期诊断

帕金森病的病理特征是中脑黑质多巴胺能神经元选择性变性死亡和路易小体的沉积。王坚教授团队采用特定的PET显像示踪剂特异性靶向结合脑多巴胺转运体，发现帕金森病患者在早期即表现脑内多巴胺能系

统损害的特征。这一特征有助于更精确、更敏感地识别帕金森病早期患者。同时，王坚教授团队利用氟 –18– 脱氧葡萄糖（^{18}F–FDG）PET 显像，首次报道了中国人帕金森病相关脑代谢网络模式（PDRP），发现这一模式在帕金森病早期即可出现，表现为壳核、苍白球、丘脑、脑桥、感觉运动皮质和小脑葡萄糖代谢增加，顶枕叶相关脑区葡萄糖代谢减低。将脑多巴胺转运体 PET 显像与 ^{18}F–FDG PET 显像相结合，可以将帕金森病的早期诊断率提高到 93% 以上，使患者能更早地接受合理治疗，提高生活质量。

至今，王坚教授团队已累计开展帕金森病脑功能 PET 显像诊断 2000 余例，尤其适用于症状轻微或不典型的帕金森病患者的早期诊断和鉴别诊断。目前，该技术已在国内多家医院应用。"目前我们团队正在进行人工智能判读上述脑功能影像技术的开发，通过进一步提高判断的准确性和效率，造福更多帕金森病患者。"王坚教授表示。

经鼻通路构建疾病模型，发现帕金森病炎性致病新机制

探究帕金森病的发病机制对开展针对性治疗和干预至关重要，然而该病的发病机制复杂。临床上，早期帕金森病患者出现嗅觉减退的比例很高。由于经鼻吸入的物质可绕过血脑屏障，经"捷径"进入脑内，故王坚教授团队推测，经鼻吸入环境中的神经毒性物质后引起神经元损伤可能是帕金森病的发病机制之一。为验证这一推测，王坚教授团队以"嗅觉减退与帕金森病存在相关性"作为切入点，利用经鼻滴注神经毒物脂多糖构建帕金森病动物模型，发现纹状体内活化的小胶质细胞介导局部的炎症反应攻击多巴胺能神经元，可导致帕金森病。之后，他们用多种抗炎化合物（如海藻糖、法舒地尔等）干预，发现抗炎治疗对帕金森病有一定疗效。这一发现为探索帕金森病的发病机制及治疗开拓了新思路。

早期干预：药物控制+改善生活方式

虽然帕金森病目前尚不能被治愈，但帕金森病患者若能被早期发现，接受规范化治疗，同时调整生活方式，如适当增加运动，适当多食海鲜及

肉类以使血尿酸保持在正常高值，多饮水，适量饮用咖啡或茶等，有望延缓病情进展，提高生活质量。

专家忠告

　　很多患者在被确诊为帕金森病后会感到恐慌，担心自己以后的生活不能自理，给家庭带来沉重负担，或者认为"既然没有治愈的希望，就没有必要治疗了"，进而采取消极的态度应对。实际上，帕金森病患者只要积极配合医生，接受规范化的治疗，坚持对病情有益的生活方式，仍然可以在很长一段时间内保留运动功能，获得较为满意的生活质量。帕金森病患者要消除恐慌，积极面对，尽早前往正规医院寻求神经内科医生的帮助，并坚持配合随访。

5

遏制耐多药结核病的关键：
尽早发现、规范治疗、全程管理

撰稿 王丽云

【项目名称】以患者为中心的耐多药结核病防治技术与策略研究
【奖项】2018 年度上海市科技进步奖三等奖
【主要完成单位】复旦大学
【主要完成人】徐飚 胡屹 王伟炳 赵琦 蒋伟利 李旭亮

─── 专家简介 ───

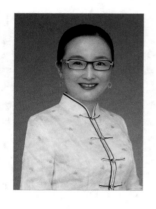

徐飚

复旦大学公共卫生学院流行病学教授、结核病研究中心主任、博士生导师，中国防痨协会常务理事、结核病控制专委会副主任委员，上海市防痨协会副理事长，瑞典卡罗林斯卡大学客座教授。主要从事传染病流行病学和卫生体系研究。

扫描二维码，观看视频

　　快速、准确地发现耐多药结核病患者，提供高质量的治疗和管理服务，是遏制耐多药结核病的关键。

在许多人的印象中，结核病早已离我们远去，然而事实并非如此。结核病，尤其是耐多药结核病的流行，是全球结核病控制面临的重要挑战。我国是世界上耐多药结核病患者最多的国家之一，患者的发现率、治疗率、治愈率均不理想。在社区人群中快速、准确地发现耐多药结核病患者，给予高质量的诊断、治疗和管理服务，继而阻断耐多药结核病在人群中的传播，改善患者治疗结局，是"终止结核病"的重中之重。十多年来，复旦大学公共卫生学院徐飚教授聚焦上述问题，带领团队完成的"以患者为中心的耐多药结核病防治技术与策略研究"项目，荣获2018年度上海市科技进步奖三等奖，对改变我国耐多药结核病防治现状具有重要价值。

结核病是由结核分枝杆菌引发的感染性疾病，可侵害人体全身各器官，以肺结核最常见。中国是全球30个结核病高负担国家之一，结核病负担多年来位列全球第二位，2020年降至第三位（仅次于印度、印度尼西亚）。

几十年来，我国县级以上城市都设有检查、治疗结核病的专门机构，并对传染性结核病患者实行免费诊疗，大多数患者被治愈。但是，结核菌这种古老的微生物非常"聪明"，会不断"武装"自己来抵抗药物的作用。早在1944年链霉素应用于抗结核治疗一段时间后，结核菌就出现了耐药。再加上诊断延误、治疗方案不合理、药物供应不规律、药物不良反应、中断服药、擅自停药等因素，导致耐药结核菌不断"壮大"，耐药结核病的发生率不断增加。耐药结核病主要分为四种类型：单耐药结核病、多耐药结核病、耐多药结核病（至少对异烟肼和利福平两种一线抗结核病药物耐药）、广泛耐多药结核病。我国是世界上耐多药结核病患者最多的国家之一，在某些省份，新发和复治结核病患者的耐多药率分别高达10%和30%以上。

耐多药结核病患者的医疗需求高、经济负担重，基于卫生服务公平性理论，徐飚教授团队以上海、浙江、江苏、四川、新疆的十个区县为研究现场，采用分子流行病学方法，将测序技术、感染检测、流行病学调查、患者诊疗路径分析相结合，探索如何在社区人群中快速、准确地发现耐多药结核病患者，怎样提供高质量的诊断、治疗服务，进而阻断耐多药结核病的传播。

优化策略，使更多耐多药结核病患者被发现

2013—2015 年，徐飚教授团队采用分层整群抽样的方法开展流行病学调查，结合定性研究方法，较为全面地描绘了我国东、西部地区耐药结核病的发现策略和实施过程中存在的问题；运用基因测序技术探索了主要耐药位点的分子诊断技术的应用价值，并使用相关模型模拟我国未来耐药结核病的流行趋势。

徐飚教授介绍，当时我国对转诊至地级市结核病定点医院的高危人群进行药敏试验等方法发现耐药结核病。而其团队通过研究发现，如果只对高危患者进行耐药筛查，将有一半以上的耐多药结核病患者得不到及时诊断和治疗；即使这些患者在将来能被发现，不仅治疗结局不理想，还会导致耐多药结核病的传播。因此，亟需采用覆盖范围更广的筛查策略和快速有效的诊断方法，提高发现率，进而提高治疗率，方能有效遏制耐多药结核病的传播。

该团队的进一步研究发现，对所有痰结核菌涂片阳性的患者进行筛查，可提高耐药结核病的发现率。当耐药结核病的发现率提高到 50%，甚至 70% 时，更多的患者将接受有效治疗，耐药结核病的发展趋势将会趋于缓和。而改进诊断技术，缩短耐药结核病患者被发现的时间，也有助于控制耐药结核病的上升趋势。根据上述研究，徐飚教授团队制定了不同的方案，为优化我国耐药结核病的发现和控制策略提供了相应的建议。

掌握"耐药谱"，指导耐多药结核病的治疗

耐多药结核病患者对异烟肼、利福平等一线抗结核病药物耐药，只能寄希望于二线药物。徐飚教授团队对部分地区结核病定点医院新诊断的耐多药结核病患者（曾接受过一线抗结核病药物治疗）进行了 24 个月的随访，检测了二线抗结核病药物（氧氟沙星、左氧氟沙星、卡那霉素、阿米卡星、卷曲霉素、吡嗪酰胺等）的最低抑菌浓度和药敏试验的临界浓度，掌握了我国耐多药结核病患者的耐药种类和水平。

在此基础上，该团队结合科学设计的治疗随访调查，开展疗效监测和评价，进而构建了预测耐多药结核病疗效的最低抑菌浓度指标体系和决策路径，为调整和优化临床用药提供了客观依据。

分析菌株类型，阻断耐多药结核菌的传播

耐药结核菌有不同的基因型，具有相同基因型的菌株为"成簇株"，提示有"近期传播"（较短时间内的传播）发生。徐飚教授团队研究了影响菌株成簇性的因素，发现耐多药结核菌的成簇株比例较高，复治患者的成簇株比例显著高于初治患者，且其分布具有地域差异。

这一研究提示，"近期传播"在耐多药结核病的流行中发挥着重要作用，需要采取高效的筛查策略，及早发现传染源，阻断传播链，并注意控制优势菌株在当地的流行和传播。

探讨管理模式，改善结核病患者预后

耐多药结核病患者的死亡率较高，"以患者为中心"的治疗和全程管理是改善患者预后、提高生活质量的关键。此外，徐飚教授团队的研究发现，结核病本身并不是导致患者死亡的主要原因，仅2.5%的结核病患者死于结核；呼吸道感染、慢性支气管炎和肿瘤是老年结核病患者的主要死因。

徐飚教授指出，为了降低结核病患者的死亡率，结核病防治工作者应与其他临床专业合作，加强对患者的管理。比如：控制患者的其他疾病，特别是呼吸道疾病；注意男性结核病患者死亡率高于女性的特点；重点关注患者诊断后一年内的状况（患者的死亡率在诊断后的第一年最高），提高治疗期间的生存率；等等。这些管理策略的提出，为降低结核病患者死亡率、改善预后提供了科学依据。

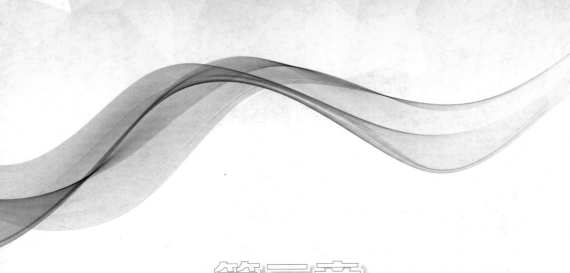

第三章

肿瘤诊疗创新

1

创新技术、全程管理：
为肾癌患者"保驾护航"

撰稿 黄蕙

【项目名称】肾癌外科治疗体系创新及关键技术的应用推广
【奖项】2018 年度国家科技进步奖二等奖
【主要完成单位】海军军医大学 南京军区南京总医院
【主要完成人】王林辉 孙颖浩 曲乐 杨波 吴震杰 孙树汉 刘冰 徐红
　　　　　　　杨富 时佳子

---- 专家简介 ----

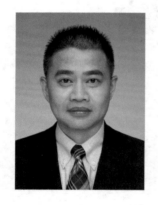

王林辉

海军军医大学第二附属医院泌尿外科主任、机器人手术中心主任、主任医师、教授、博士生导师，上海市医师协会泌尿外科医师分会副会长，上海市医学会男科学专科分会主任委员，亚洲男科学协会副主席，中国医师协会内镜医师分会副会长、泌尿腔镜专业委员会秘书长，中国医师协会泌尿外科医师分会委员兼副干事长、男科医师分会副会长。

  扫描二维码，观看视频

　　对早期肾癌患者而言，"去瘤保肾"不仅能完整切除肿瘤、疗效与"全切"无异，还能保留一部分正常的肾组织，获得更好的生活质量。

肾癌是常见的泌尿系统恶性肿瘤，近年来发病率呈逐年上升趋势。对肾癌患者而言，外科手术是最有效且可能是唯一有望根治疾病的方法。海军军医大学第二附属医院泌尿外科主任王林辉教授领衔的创新团队多年来专注于肾癌的外科治疗，在肾癌微创外科、早期肾癌保肾手术及肾功能保护、中晚期肾癌高难度手术等方面取得了一系列创新成果，为肾癌患者带来了福音。在2018年国家科技进步奖榜单上，由王林辉教授领衔完成的"肾癌外科治疗体系创新及关键技术的应用推广"项目荣获二等奖。

肾癌发病率为何逐年升高？如何早期发现肾癌？哪些肾癌患者可以保肾，哪些不能？肾癌手术创伤大吗？肾癌患者预后如何？且听专家分析。

肾癌发病"静悄悄"，定期体检很重要

肾脏位于人体腹腔与腰背之间的后腹膜间隙，周围由脂肪囊包裹，位置较深。肾癌起病隐匿，早期往往没有任何症状，不易被察觉。临床上，大多数早期肾癌患者是在体检中被偶然发现的。而当患者出现腰痛、消瘦、血尿、腹部肿块等明显症状时，病情往往已处于中晚期。

到目前为止，肾癌的病因尚未完全明确，也没有很明确的能够预防肾癌的方法。要早期发现肾癌，唯一有效的方法是坚持定期体检。肾脏超声检查无创、便捷、价廉，是最常用的筛查方法。不过，超声难以发现直径在1厘米以下的小病灶，容易漏诊，必要时可以进行CT或磁共振检查。

早期肾癌：从"全切"到"去瘤保肾"

在20世纪90年代以前，根治性肾切除术是治疗肾癌的标准方法。无论肿瘤大小、分期早晚，手术方式都是"开大刀、一锅端"，将患肾、肾周脂肪及筋膜、区域肿大淋巴结及髂血管以上的输尿管一并切除。这种手术虽然相对简单、疗效也是肯定的，但手术创伤较大，且患者由于术后只剩一个肾脏，将来发生肾功能不全，甚至尿毒症的风险大大增加。有研究显示，在接受肾切除手术的患者中，1/4的人在术后10年发生了尿毒症。此外，孤立肾肾癌、一侧肾癌伴对侧肾存在病变、双肾肾癌等患者，也都有"保肾"的迫切需求。还有研究发现，肾癌患者的另一侧肾脏发生癌变

的风险也比正常人群高很多。于是，保留肾单位的手术（肾部分切除术）应运而生。

"对早期肾癌患者而言，'去瘤保肾'不仅能完整切除肿瘤、确保疗效，还能保留一部分正常的肾组织，可以最大限度地降低患者日后发生肾功能不全的风险。相关研究也证实，对早期肾癌而言，根治性肾切除术与肾部分切除术的疗效无差异，但接受肾部分切除术的患者获得了更好的生活质量。"王林辉教授介绍。

然而，与"全切"相比，保肾手术难度大、技术要求高，故微创手术的比例低。面对这一难题，王林辉教授带领团队自 1995 年起就着手改进手术策略，优化手术方案，建立了肾癌多元化微创手术体系，实现了肾癌手术从"开放"到"微创"，再到"微微创"的转变。近年来，该团队率先将普通腹腔镜、3D 腹腔镜、单孔腹腔镜、机器人辅助腹腔镜、经自然腔道内镜手术融合应用于肾癌的外科治疗，并在国内首创 3 项肾癌经脐单孔腹腔镜新术式，实现了肾癌手术的"微微创"，将肾癌手术的总体微创率从过去的 10.5% 提高至 93.7%。

在早期肾癌患者中，还有约 20% 的患者因存在高龄、心肺功能差等问题无法接受手术治疗。针对这类患者，王林辉教授团队采用冷冻、射频消融、微波消融等在局麻下即可操作的更微创的方法为其进行治疗，同样获得了较好疗效。

个体化"保肾"：变"不能"为"可能"

"与肾脏切除手术相比，肾部分切除术的难度大大增加。这就好比切西瓜，肾切除术是将西瓜从瓜蒂处完整切下，而肾部分切除术是从西瓜上切下一小块（肿瘤），还要保证西瓜汁不漏出来（术后不出血、不漏尿），其难度可想而知。"王林辉教授形象地比喻道。

保肾手术成功与否，主要有三大关键问题：一是能否完整切除肿瘤；二是如何保护肾功能；三是如何尽可能避免出血、漏尿、感染等并发症的发生，保障患者安全。多年来，王林辉教授团队从这三点上下功夫，经过不断探索和创新，形成了独到的保肾手术方法，根据每一位患者的情况制定个体化保肾策略，想方设法为患者争取保肾机会。

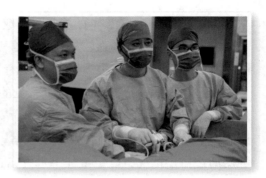

▲ 王林辉教授（中）在手术中

❶ 精准定位指导精准切除

"肾癌可以发生在肾脏的任何部位，有向肾脏表面生长的，也有向肾脏实质内生长、表面看不见的，有包绕血管生长的，也有长在肾脏集合系统周围的。为避免切除肿瘤时发生大出血，或因损伤肾脏的集合系统而导致术后漏尿，我们通过应用术前三维成像、术中超声定位、荧光导航等技术，对肿瘤进行精准定位，从而确定最佳手术入路及肿瘤切除方案。"王林辉教授介绍。

先精确"锁定"目标，再借助腹腔镜、3D腹腔镜技术、外科手术机器人等新技术对肿瘤进行精准切除，不仅"切得更干净"，还能使更多正常肾组织得以保留，保存更多的残肾功能。

❷ 个体化手术方案，最大限度保护肾功能

由于肾脏的血供非常丰富，故在进行肾部分切除术时，医生需要暂时阻断肾脏的主要供血动脉——肾动脉，目的是减少术中出血，但这么做势必会造成肾脏功能损害。为最大限度地保护患者的肾功能，王林辉教授团队针对患者的不同情况，创新性地提出了相应的肾功能保护策略：①针对较小的外生性肿瘤，在不阻断肾动脉的情况下直接切除；②不阻断肾动脉主干，选择性阻断为肿瘤供血的肾动脉分支；③若必须阻断肾动脉，则采用术中降温的方法，将肾脏温度降低，提高其耐受缺血的能力，保护肾功能。值得一提的是，传统的术中降温方法是在肾脏表面放置冰屑，降温效果不理想。王林辉教授团队巧妙地利用人体泌尿系统天然腔道，待患者麻醉后经尿道、膀胱、输尿管插入自主研发的导管，再将冰水通过导管灌注到患者的肾脏内，可以将肾脏温度迅速降至20℃。

❸ 多学科团队，完善术前、术中、术后全程管理

为完善肾癌围术期全程管理，提升手术疗效，降低术后并发症发生

率，保障患者安全，王林辉教授牵头成立了由泌尿外科、肾内科、影像科、病理科、介入科、血管外科、营养科、麻醉科等多学科专家组成的医院泌尿外科肾癌 MDT（多学科协作）诊疗团队。

"出血是肾部分切除术后比较常见的并发症，如何早期发现并及时处理，直接关系到手术成败与患者的生命安全。针对该问题，我们多学科团队制定了完善的术前、术中和术后预案，包括术前与影像科专家共同分析肿瘤周边血供情况，确定最佳手术方案；术中精细操作、严密缝合；术后密切观察患者情况，一旦发现出血迹象，立即请介入科、血管外科、麻醉科等团队成员进行干预等，有效保障患者安全。"王林辉教授说。

经过多年攻关，王林辉教授领衔的医院泌尿外科团队凭借精湛的手术技术、创新性的肾功能保护策略和不断积累的治疗经验，将肾癌保肾手术的适应证从国际通用的"肿瘤直径 4 厘米以下"扩展至"肿瘤直径 7 厘米以下"，使大量过去无法保肾的肾癌患者得以保肾。

勇闯"禁区"，为中晚期肾癌患者带去希望

随着健康体检的普及，早期肾癌在肾癌患者中的占比越来越高。早期肾癌预后较好，术后 5 年生存率可以达到 90% 以上。然而遗憾的是，目前仍有一些肾癌患者在被确诊时已处于中晚期，肿瘤往往较大，周围布满血管，血管里还有癌栓，如果按照常规手术入路和顺序进行操作，不仅很难找到并阻断肾动脉，稍有不慎就会引发致命性大出血，还有血管内癌栓脱落导致肺栓塞的风险。对这类患者而言，开放手术是"禁区"，微创手术更是不可能完成的任务。

为攻克这一难题，王林辉教授转变思路，率先提出"超早期控制动脉方案"：不触碰肿瘤，"不走寻常路"，在腹腔镜下先找到并阻断肾动脉，再切除肿瘤。如此一来，不仅巧妙化解了术中大出血的高风险，也使巨大肾脏肿瘤的微创治疗成为可能。为解决血管内癌栓这个"定时炸弹"，王林辉教授还自主研发了癌栓阻断套管带，这一装置可以将静脉内的癌栓牢牢控制住，再完整取出。据介绍，过去这类复杂性晚期肾癌手术的死亡率高达 50% 以上，而王林辉教授领衔的长征医院泌尿外科在综合应用多项创

新技术后，未出现一例术中死亡病例。

此外，对于无法手术，甚至已经发生远处转移的晚期肾癌患者，王林辉教授团队也从不轻言放弃。近年来，他们采用免疫治疗、靶向治疗、化放疗等综合手段，想方设法延缓肿瘤生长，延长患者的生存期，提高其生活质量。

"总体而言，无论是早期肾癌还是中晚期肾癌，患者只要接受及时、有效的治疗，都可以获得比较好的疗效。目前，早期肾癌患者 3 年生存率可以达到 96% ～ 98%，5 年生存率可以达到 90% ～ 93%；中晚期肾癌患者 5 年生存率也可以达到 80% 以上。"王林辉教授介绍。

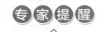

避开危险因素，远离肾癌

　　虽然到目前为止，肾癌真正的病因尚未完全明确，但重视并干预一些比较明确的与肾癌发生相关的高危因素，有助于预防肾癌的发生。比如，肾癌的发生与环境和不良生活习惯有一定关系，长期劳累、压力增大、经常熬夜等都是可能诱发肾癌的危险因素，肥胖、长期接触有害物质（如染发等），也与肾癌发生相关，生活中应尽量加以避免。此外，有些肾癌存在遗传倾向，如果家族中有人患肾癌，其他家族成员应当引起重视，通过定期体检进行筛查。

2

为眼肿瘤患者保生命、保眼球、保视力

撰稿 王丽云

【项目名称】眼睑和眼眶恶性肿瘤关键诊疗技术体系的建立和应用
【奖项】2018 年度国家科技进步奖二等奖
【主要完成单位】上海交通大学医学院附属第九人民医院 首都医科大学附属北京儿童医院、
　　　　　　　广州市妇女儿童医疗中心 上海交通大学
【主要完成人】范先群 贾仁兵 赵军阳 张靖 葛盛芳 李斌 张赫 徐晓芳
　　　　　　宋欣 范佳燕

----- 专家简介 -----

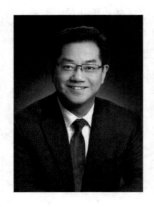

范先群

上海交通大学医学院院长，上海交通大学医学院附属第九人民医院眼科学科带头人、主任医师、博士生导师，教育部长江学者特聘教授，亚太眼肿瘤眼病理学会主席，中国医师协会眼科医师分会副会长，中国抗癌协会眼肿瘤专业委员会主任委员，中华医学会眼科学分会眼整形眼眶病学组组长。

  扫描二维码，观看视频

　　提高眼肿瘤患者的生存率、保眼率和复明率，一直是医学界的难题。通过新技术、新模式、新方案推动早诊早治，可实现保生命、保眼球和保视力的"三保"目标。

人体最重要的感觉器官——眼睛，是人们获取信息的主要窗口，也是容貌美丑的重点，"像爱护生命一样爱护眼睛"的说法一点儿都不为过。可是，你知道吗？眼睛也会长"癌"，而且并不罕见。眼肿瘤不仅可致盲、致残，还是唯一可致死的眼科疾病，严重影响患者的生活质量，危及患者的生命安全。近几十年来，受环境变化、人口老龄化等因素影响，我国眼肿瘤的发病率呈上升趋势，但眼肿瘤患者的早期诊断率低，病情重，眼球摘除率和死亡率居高不下。提高眼肿瘤患者的生存率、保眼率和复明率，一直是医学界的难题。上海交通大学医学院附属第九人民医院眼科范先群教授带领团队历时20年完成"眼睑和眼眶恶性肿瘤关键诊疗技术体系的建立和应用"项目，提高了眼恶性肿瘤的整体诊疗水平，荣获2018年度国家科技进步奖二等奖。常见的眼肿瘤有哪些？该项目有哪些新发现？创建了哪些诊疗新技术？且听专家分析。

视网膜母细胞瘤："介入化疗"新技术让更多患儿保住眼睛

眼肿瘤主要包括眼内、眼睑和眼眶肿瘤，有良、恶性之分。眼内恶性肿瘤主要有视网膜母细胞瘤、葡萄膜黑色素瘤等，眼睑恶性肿瘤主要有睑板腺癌、黑色素瘤等，眼眶恶性肿瘤主要有淋巴瘤、泪腺腺样囊性癌等。范先群教授领衔的团队建立了国际上最大的眼肿瘤样本库和患者队列数据库，开展了多中心研究，建立了诸多新技术、手术治疗新模式、综合序列治疗新方案，并推广到26个省131家单位，显著提高了眼恶性肿瘤患者的生存率、保眼率和复明率。

在3岁以下婴幼儿的恶性肿瘤中，视网膜母细胞瘤的发病率仅次于白血病，其典型症状为瞳孔发白、发黄，被称为"猫眼样"肿瘤。这是一种起源于胚胎视网膜光感受器前体细胞的恶性肿瘤，95%以上发生于3岁以下婴幼儿。其中，遗传型病例约占1/3，大多为双眼病变；非遗传型散发病例约占2/3，为单眼病变。视网膜母细胞瘤是婴幼儿眼病中性质最严重、危害最大的一种恶性肿瘤，严重威胁患儿的视力和生命，占儿童致盲原因的5%。然而，如果未经治疗，患儿死亡率几乎为100%；如果早期进行系统治疗，患儿生存率可达95%。为了解我国视网膜母细胞瘤患者现状，范先群教授团队开展了大型回顾性队列研究，在全国 38 家单位调查了近 5000 名视网膜母细胞瘤患儿，发现我国患儿总体就诊较晚、病情较重，眼球摘除率和死亡率较高，即使能保住眼球，也有部分患儿存在视觉损害。

治疗视网膜母细胞瘤的常用方法包括化疗、局部治疗（如激光治疗、冷冻治疗等）、放疗及手术治疗（如眼球摘除和眼座植入术、眶内容摘除术、玻璃体切割术等）。临床上一般根据患儿病情，单独或联合使用以上方法进行治疗。根据病情发展阶段，视网膜母细胞瘤可分为眼内期（肿瘤局限在眼内，又分为 A、B、C、D、E 期）和眼外期（肿瘤已扩散或转移到眼外），我国 70% 以上的患儿就诊时已发展至 D、E 期。对 A、B 期（早期）患儿，多采用激光、冷冻等局部治疗，可以根治。对 C、D、E 期（眼内中晚期）患儿，则需要采用化疗联合局部治疗，甚至手术治疗。其中，化疗是基础治疗手段，主要目的是使肿瘤缩小，为局部治疗创造条件。

但是，传统的静脉化疗副作用大，患儿复发率高，保眼率低，且有诱发其他肿瘤的风险。为避免上述缺点，动脉化疗逐渐成为主要化疗方式。在此基础上，范先群教授团队通过多中心随机对照研究，建立了经眼动脉超选择介入化疗新技术，首创颈内动脉球囊扩张术和颈外动脉旁路插管术两项新技术，将化疗药物直接注射到直径只有 1 毫米左右的眼动脉末端，使药物集中在眼肿瘤部位。如此一来，不但患儿身体其他部位不受药物影响，副作用小，而且局部药物浓度较高，治疗效果更好。临床观察证实，该方法可将 D 期患儿的保眼率从 47% 提高到 80% 以上，将 E 期患儿的保眼率从 25% 提高到近 50%。综合上述成果，范先群教授牵头制定了《中国单侧眼内期视网膜母细胞瘤诊疗专家共识》。

针对眼外期患儿，范先群教授团队建立了以手术、化疗、放疗和局部治疗等相结合的综合序列治疗方案，显著提高了患儿的生存率。

此外，该团队还阐明了染色体构象在视网膜母细胞瘤发生中的重要调控作用，发现并命名新的致病非编码 RNA GAU1，率先开展高危人群筛查和基因诊断，推动早诊早治，实现了早期患者保生命、保眼球和保视力的"三保"目标。2017 年 6 月，该团队成立了国内首个"视网膜母细胞瘤患儿关爱基金"，为众多家庭贫困的患儿提供了及时帮助。

睑板腺癌: 手术治疗新模式让患者生活更有质量

睑板腺癌是眼睑特有的恶性肿瘤, 占我国眼睑恶性肿瘤的 30% 左右, 远高于欧美国家, 多见于中老年女性, 好发于上睑。其早期表现与睑板腺囊肿(霰粒肿)相似, 生长缓慢, 质地硬, 无疼痛; 随着病变进展, 溃疡形成, 破溃时有黄白色豆腐渣样物质, 触之易出血。

睑板腺癌恶性程度高, 容易复发和转移, 手术切除是最有效的治疗手段。范先群教授团队完成了国际最大规模的睑板腺癌多中心回顾性队列研究和前瞻性随机对照研究, 建立了显微控制切除和即期修复手术新模式, 并牵头制定了《我国睑板腺癌临床诊疗专家共识(2017 年)》。该手术模式不仅可使患者术后复发率大幅降低, 生存率显著提高, 还最大限度地保留了正常眼睑组织, 患者术后并发症少, 生活质量较好。

睑板腺癌临床表现和危险因素多样, 如何评估患者的危险等级是临床决策的关键因素。范先群教授团队研究发现, 眼眶浸润、肿瘤底部最大直径、派杰样浸润和初诊淋巴结转移是影响睑板腺癌患者生存的危险因素。该团队利用这 4 个危险因素, 首次建立了睑板腺癌个体化生存预测路线图模型, 可为患者提供精确的风险评估和预后指导。

葡萄膜黑色素瘤: 多靶点治疗提高疗效

葡萄膜黑色素瘤是成人最常见的眼内恶性肿瘤, 恶性程度高, 致死率和致盲率高。约 50% 的患者最终会发生转移, 肝脏是最常见的转移部位, 转移后平均生存时间仅为 6 个月。范先群教授团队在国际上率先发现了该病发生的"陷阱修饰"和"RNA 级联反应"等新机制, 创建了多靶点治疗新方法, 提高了肿瘤杀伤效果。

3

揭开内分泌肿瘤的神秘面纱

撰稿 黄 蕙

【项目名称】内分泌肿瘤发病机制新发现与临床诊治技术的建立和应用
【奖项】2017 年度国家科技进步奖二等奖
【主要完成单位】上海交通大学医学院附属瑞金医院 上海市内分泌代谢病研究所
【主要完成人】王卫庆 叶蕾 曹亚南 蒋怡然 苏颋为 周薇薇 姜蕾 孙首悦
　　　　　　 朱巍 宁光

---- 专家简介 ----

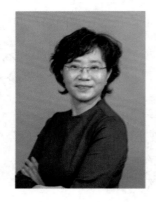

王卫庆

上海交通大学医学院附属瑞金医院内分泌科主任、教授、主任医师、博士生导师，中华医学会内分泌学分会候任主任委员，中国医师协会内分泌代谢科医师分会副会长、垂体学组组长，上海市医学会内分泌学专科分会前任主任委员，上海市科技精英，上海市领军人才，上海市优秀学科带头人。

  扫描二维码，观看视频

　　很多内分泌肿瘤都会导致血压升高。如果能发现并消灭隐藏在高血压背后的"真凶"，这些高血压患者是可以被治愈的。

当提起医院的内分泌科，相信很多人的第一反应是：这是专门诊治糖尿病、甲状腺疾病的科室。实际上，除了诊治这两种常见病，内分泌科医生还负责"抓捕"一系列"深藏不露"、十分"狡猾"的内分泌肿瘤。

所谓内分泌肿瘤，简单地说，就是发生于内分泌系统的肿瘤。由于人体的内分泌细胞遍布全身，故内分泌肿瘤可以发生于许多器官和组织，病种繁多，临床表现各异，诊治困难，误诊、漏诊率高。

瑞金医院内分泌科自 20 世纪 50 年代初即率先在国内开展内分泌肿瘤相关研究，曾成功诊治国内第一例原发性醛固酮增多症。为攻克内分泌肿瘤这一临床难题，该科创建了国内首家获得 CAP 认证的内分泌临床实验室，系统建立了 34 项诊断新技术，发现了 9 种致病新基因与分子标记物，实现了内分泌肿瘤的分子分型。在 2017 年度国家科技进步奖榜单上，由瑞金医院内分泌科王卫庆教授领衔的"内分泌肿瘤发病机制新发现与临床诊治技术的建立和应用"项目荣获二等奖。

"精密、自动化调控"的内分泌系统

内分泌系统是由内分泌腺和分布于某些组织、器官中的内分泌细胞组成的信息传递系统。与外分泌腺的分泌物经导管被输送到作用部位不同，内分泌腺所生成的激素直接进入血液或淋巴液，随后作用于全身。

人体有三条重要的内分泌轴，分别是：下丘脑－垂体－甲状腺轴（调控甲状腺激素的分泌）、下丘脑－垂体－肾上腺轴（调控肾上腺激素的分泌）和下丘脑－垂体－性腺轴（调控性腺激素的分泌）。

下丘脑是人体激素分泌的"司令部"，受控于大脑皮质，主要分泌各种"促激素释放激素"，如促肾上腺皮质激素释放激素（CRH）、促甲状腺激素释放激素（TRH）、促性腺激素释放激素（GnRH）、促生长激素释放激素（GHRH）等。

垂体主要承担"承上启下"的作用，接受下丘脑的"指令"（"承上"）后分泌"促激素"（"启下"），调控甲状腺、肾上腺、性腺等内分泌腺分泌。相应的激素入血，作用于相应的器官或组织。正常情况下，人体激素的分泌受"负反馈"机制的调控。当某种激素分泌增多时，"负反馈"机

制启动，通过内分泌轴反馈至下丘脑，最终抑制该激素的分泌。

"扑朔迷离"的内分泌肿瘤

与其他肿瘤不同，内分泌肿瘤既有肿瘤学特点，又有"内分泌"特性。根据其肿瘤学特点，内分泌肿瘤可分为良性和恶性两种，以良性居多；根据其有无内分泌功能，可分为功能性和无功能性两种。功能性内分泌肿瘤是指肿瘤具有分泌激素的功能，患者可有激素分泌过多、功能亢进的相应表现；非功能性内分泌肿瘤是指肿瘤不具有分泌激素的功能，患者没有激素分泌过多的表现，甚至可因肿瘤压迫、损伤周围正常细胞而出现激素分泌减少、功能减退的表现。

内分泌肿瘤的来源十分广泛，不仅可发生于常见的内分泌腺（如垂体、甲状腺和肾上腺等）、某些腺体的内分泌小岛（如胰腺的胰岛），也可发生于外分泌腺的内分泌细胞（如胃肠道黏膜的内分泌细胞等），还有较为少见的异位内分泌肿瘤。同时，由于部分内分泌肿瘤具有分泌激素的功能，有的内分泌肿瘤甚至可以分泌多种激素，从而导致患者的症状"千变万化"，极具"迷惑性"，医生往往需要具有超强的"侦查"能力，方能"拨开迷雾"，揪出"真凶"。

技术创新，精准"抓捕"内分泌肿瘤

正常情况下，人体激素的分泌在内分泌系统的"精密调控"下"按需供给"。若内分泌系统出了问题，比如发生了肿瘤等，激素释放的量和节律就会发生变化。"过去，由于传统激素检测方法、影像学定位与病理形态学分析价值有限，故内分泌肿瘤的早期诊断十分困难，很多患者因为得不到及时诊治而致残，甚至致死。为了找到精准评估激素分泌功能的方法，我们进行了12年的潜心研究，最终建立了22项激素动态测定技术和3项分段采血激素测定技术，实现了对激素分泌功能的精准评估和内分泌肿瘤的精确定位。"王卫庆教授介绍。

❶ "搜寻"原醛症病因

原发性醛固酮增多症（简称"原醛症"）是一种因肾上腺皮质分泌过

量醛固酮导致的疾病，以高血压伴低血钾为主要表现。在原醛症患者中，60%～70%为双侧肾上腺皮质增生，30%为肾上腺腺瘤（醛固酮瘤）。前者以药物治疗为主，后者首选手术治疗。然而，要明确区分原醛症到底是"增生"还是"腺瘤"并不容易，影像学检查和传统激素激发试验的诊断准确率仅为70%左右。瑞金医院内分泌科自20世纪90年代起开展双侧肾上腺静脉插管采血(AVS)测定醛固酮含量，并与血醛固酮含量做对比。如果单侧肾上腺静脉醛固酮水平明显升高，则为"腺瘤"；如果双侧肾上腺静脉醛固酮水平均明显升高，则为"增生"。经多年临床验证，该检测方法的灵敏度和特异性均很高，可以有效区分原醛症的类型，使部分原醛症患者免于不必要的手术治疗。

❷ "抓捕"嗜铬细胞瘤

嗜铬细胞瘤是另一种以高血压为主要症状的内分泌肿瘤。与原醛症导致的血压"温和升高"不同，嗜铬细胞瘤患者主要表现为血压急剧升高，可达200～300/130～180毫米汞柱，严重者可发生急性左心衰、脑血管意外，甚至死亡。为提高嗜铬细胞瘤的诊断准确率，瑞金医院内分泌科率先建立了血尿间羟肾上腺素检测方法，使嗜铬细胞瘤的诊断准确率从48%提高至92%。

❸ 寻找库欣综合征"元凶"

库欣综合征（又称皮质醇增多症）是一种促肾上腺皮质激素（ACTH）分泌过多导致的疾病，典型表现为向心性肥胖、高血压、糖代谢异常、低钾血症和骨质疏松等。为准确判断库欣综合征到底是由"垂体"病变导致，还是由垂体以外的隐匿性肿瘤引起，王卫庆教授团队首创"泌乳素校正改良双侧岩下窦静脉采血"，使库欣综合征病因诊断准确率提高至96.8%。

内分泌肿瘤非"罕见病"，高血压背后可能藏"真凶"

在很多人的印象中，内分泌肿瘤是一种比较罕见的疾病。然而，瑞金医院的研究发现，在中国难治性高血压患者中，原醛症的患病率为7.1%。以我国现有高血压患者约3亿人估算，原醛症患者数量以百万计，并非人们印象中的"少见病"，而是常见病。

"高血压分为原发性和继发性两类。前者约占 90%，原因不明，无法治愈，患者需要终身服用降压药；后者约占 10%，有明确病因，当病因被有效控制或去除后，作为继发症状的高血压可被治愈或明显缓解。"王卫庆教授介绍，"很多内分泌肿瘤（如原醛症、嗜铬细胞瘤等）都会导致血压升高，且这些患者的高血压往往比较顽固，常规降压治疗效果不佳。不过，如果能发现并消灭隐藏在高血压背后的'真凶'，这些患者的高血压又是可以被治愈的，不需要终身服药。"

专家提醒

高血压患者，尤其是年轻人，当初次发现血压升高后，应及时去医院就诊，必要时进行相应检查，尤其要排除继发性高血压可能，以免延误治疗。

发现新致病基因和分子标志物，将内分泌肿瘤防治关口前移

在恶性内分泌肿瘤患者中，不乏"基因突变"者。为使这部分患者的治疗更加有的放矢，同时将此类患者的防治关口前移，王卫庆教授团队通过建立内分泌肿瘤致病基因检测平台，发现了 9 种与内分泌肿瘤相关的新致病基因与分子标志物。

多发性内分泌腺瘤病是一种因基因突变导致的遗传性疾病，患者往往存在 2 个或 2 个以上的内分泌腺体病变。王卫庆教授团队通过开展多发性内分泌腺瘤病致病基因检测，使该病的误诊率、死亡率与复发率下降约50%，肿瘤预测率达 75.8%。

由于许多内分泌肿瘤单从组织形态上看无法区分良恶性，故长期以来，诊断恶性内分泌肿瘤的"金标准"是有转移或广泛浸润周围器官组织。王卫庆教授团队通过研究发现，*ERBB2*（酪氨酸激酶受体 2）在恶性内分泌肿瘤组织中的表达明显高于良性肿瘤，通过对病理组织进行免疫组化检测，有助于判断内分泌肿瘤的性质。

尤其值得一提的是，王卫庆教授团队经过三年多的研究发现，高达

24.3% 的甲状腺良性结节具有 *ZNF148*、*SPOP* 和 *EZH2* 等基因突变，而甲状腺癌却完全没有这样的突变；相反，80% 的甲状腺癌存在 *BRAF* 基因突变，而良性结节没有 *BRAF* 突变。也就是说，良性甲状腺结节和甲状腺癌在遗传进化过程中是完全不同的。甲状腺癌更倾向于从正常甲状腺直接发展而来，而不是人们通常所认为的，先变成良性结节，再进一步演变成甲状腺癌。

专家提醒

　　随着健康体检的普及，被查出甲状腺结节的患者越来越多。很多人担心甲状腺结节会恶变，干脆选择"一切了之"。殊不知，甲状腺虽然"个头小"，但作用却很大，堪称人体的"发动机"，在维持人体代谢平衡方面发挥着极其重要的作用。实际上，甲状腺癌"天生就是癌"，并不是由良性结节转变而来的。如果确定甲状腺结节是良性的，就不用担心其会恶变，只要适度随访观察即可，不必急于做手术。

科研成果转化，为患者造福

　　在进行内分泌肿瘤相关基础研究的同时，王卫庆教授团队也关注科研成果的临床转化，不断创建新疗法，为患者造福。

　　特发性低促性腺激素性腺功能减退是一种因下丘脑促性腺激素释放激素（GnRH）缺乏引起性腺发育不全的疾病，患者常表现为性功能障碍和不孕不育。由于人体激素的分泌是有节律的，单纯补充 GnRH 虽然对改善患者的性功能有一定作用，但对提高患者的生育率却几乎没有帮助。为此，王卫庆教授团队发明了便携式 GnRH 脉冲泵，模拟正常激素的分泌节律，使男性患者的生育率提高至 81.8%，女性患者的受孕率从 30% 提高至 66.7%。

　　甲状腺相关性眼病是一种自身免疫性疾病，主要表现为眼睑挛缩、眼球突出、球结膜水肿、眼球活动障碍，严重者可出现角膜暴露、复视等症状。王卫庆教授团队创建的"甲状腺相关眼病糖皮质激素周治疗方案"（静脉滴注甲泼尼龙 500 毫克，每周一次，持续 6 周；然后降至 250 毫克，每周一次，持续6周），经证实可有效改善眼胀、眼痛、球结膜水肿等眼病症状，且效果稳定。

警惕：糖代谢异常增加肿瘤发生风险

2017年3月，瑞金医院内分泌科发布了由宁光教授牵头开展的一项涉及25万余人的多中心、前瞻性观察研究——中国2型糖尿病患者肿瘤发生风险的流行病学注册研究（REACTION）结果。该研究发现，糖代谢异常与部分恶性肿瘤发病风险增加显著相关，糖尿病病程、胰岛素抵抗也与部分恶性肿瘤患病风险增加相关。

"我们的研究证实了糖尿病患者患恶性肿瘤的风险显著高于糖尿病前期和糖耐量正常人群，但到底是什么原因导致糖尿病患者肿瘤发生风险增加，我们正在进行相关研究。"王卫庆教授说。

4

团队"作战"、分型而治，
为淋巴瘤精准诊疗助力

撰稿　张磊　黄慧

【项目名称】淋巴瘤发病机制新发现与关键诊疗技术建立和应用
【奖项】2018 年度国家科技进步奖二等奖
【主要完成单位】上海交通大学医学院附属瑞金医院
【主要完成人】赵维莅　陈赛娟　王黎　黄金艳　叶静　李军民　沈志祥　陆一鸣
　　　　　　　沈杨　程澍

--- 专家简介 ---

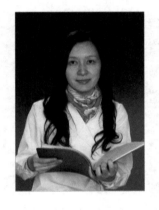

赵维莅

上海交通大学医学院附属瑞金医院血液科主任医师、教授、博士生导师，上海血液学研究所常务副所长，教育部长江学者特聘教授，国家杰出青年科学基金获得者，科技部领军人才，中华医学会血液分会副主任委员，全国实验血液学会秘书长，中国临床肿瘤学会中国抗淋巴瘤联盟副主席。

扫描二维码，观看视频

淋巴瘤病理类型繁多复杂，几乎可发生于人体任何组织和器官。若能及早发现病灶，确定淋巴瘤患者的分子分型，便能"量体裁衣"地制定治疗方案，给疾病"致命一击"。

淋巴瘤是起源于淋巴系统的恶性肿瘤，患者主要表现为无痛性淋巴结肿大、肝脾肿大，伴发热、盗汗、消瘦、瘙痒等。在我国，淋巴瘤虽然不如肺癌、胃癌、肝癌、乳腺癌等高发，但发病率呈逐年上升趋势。上海交通大学医学院附属瑞金医院血液科赵维莅教授长期致力于淋巴瘤的发病机制和靶向治疗研究，聚焦高度侵袭性淋巴瘤，由其牵头完成的"淋巴瘤发病机制新发现与关键诊疗技术建立和应用"项目荣获 2018 年度国家科技进步奖二等奖。

我国淋巴瘤患者有哪些特点？淋巴瘤起病隐匿，易被误诊，如何使患者得到及早诊断与治疗？淋巴瘤类型繁多，如何为患者制定个体化的治疗方案，提升疗效，改善预后？且听专家的分析。

非霍奇金淋巴瘤在我国高发

淋巴瘤的发病率虽不高，约为 6.6/10 万人，但由于我国人口基数大，患者数量也有近十万人。

按照肿瘤细胞的来源，淋巴瘤可分为恶性程度相对较低的霍奇金淋巴瘤（约占 10%）和恶性程度较高的非霍奇金淋巴瘤（约占 90%），其中，非霍奇金淋巴瘤主要包括 B 细胞淋巴瘤、外周 T 细胞淋巴瘤和 NK 细胞淋巴瘤。非霍奇金淋巴瘤的生物学行为和临床表现呈高度异质性和侵袭性，亚洲人群高发。过去，由于缺乏有效的治疗手段，恶性程度较高的淋巴瘤患者预后不良，5 年生存率仅为 30%。

多学科联手，实现淋巴瘤精准诊断

"如果把血管比作河流，小船比作恶变的淋巴细胞，那么只要小船能到达的地方，都可能成为淋巴瘤的'栖息地'。因此，淋巴瘤几乎可以发生于人体任何组织和器官（头发与指甲除外）。"赵维莅教授形象地介绍道，"临床上，部分淋巴瘤患者可因腹痛就诊于消化科，也可因呼吸困难就诊于呼吸科，等等。此外，一些患者的病灶较为隐匿，就像小船藏在了芦苇中，很难被发现。不少患者因此错失最佳治疗时机。"

为实现淋巴瘤患者的早期诊断，"火眼金睛"找出病灶，不让一名患者被漏诊，瑞金医院配备了专业的淋巴瘤诊疗团队。对疑难患者，淋巴瘤多学科（MDT）团队（包括病理学、放射学、B超、核医学、放射介入、消化科、肾脏科、五官科、外科、神经科等）的专家会进行全面评估，对一些长在特殊位置的病灶（如邻近血管等），可在B超或CT引导下避开危险部位进行穿刺活检，使患者获得明确诊断。

淋巴结肿大 ≠ 淋巴瘤

　　不少人偶尔摸到身上有淋巴结便十分恐慌，担心自己被淋巴瘤"缠身"。赵维莅教授表示，淋巴结好比人体内的"公安局"，当发现细菌或病毒入侵时，它们便行动起来，对抗外来病菌。多数情况下，淋巴结肿痛与炎症有关，患者不必过度焦虑。若出现无痛、进行性淋巴结肿大，伴发热、盗汗、体重下降、乏力等表现，则应提高警惕，尽早就医，必要时通过病理活检明确诊断。

首创适合中国患者的分子分型体系

　　目前，淋巴瘤的治疗手段主要包括化疗、靶向治疗、免疫治疗、细胞治疗、放射治疗、手术治疗等，部分患者还可进行自体造血干细胞移植治疗。

　　对淋巴瘤患者而言，接受规范治疗至关重要。肿瘤的治疗讲究"精准"，明确肿瘤细胞来源与病理分型是第一步，也是重中之重。淋巴瘤病理类型十分复杂，根据WHO（世界卫生组织）淋巴系统肿瘤病理分类标准，目前已知的淋巴瘤有100多种，针对不同病理类型的淋巴瘤，治疗方案各不相同。

　　为此，赵维莅教授带领团队通过研究淋巴瘤的发病机制，完善了淋巴瘤分子诊断新技术，建立了以中国淋巴瘤患者数据为基础的分子分型基因谱，使淋巴瘤患者的分子分型变得简单、高效且精准，为医生制定个体化

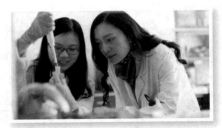

▲ 赵维莅教授（右一）深耕淋巴瘤基础研究

治疗方案提供依据。"目前，针对淋巴瘤治疗的靶向药物已有上百种。如何根据不同淋巴瘤患者的分型选择相应的靶向治疗药物，将传统的靶向治疗升级成'量体裁衣'式的靶向治疗(tailored targeted therapy，3T)，是我们团队一直思考、力求完成的梦想，分子分型建立与应用为圆梦提供了更多可能。"赵维莅教授说道。

传播先进技术，让更多患者获益

在瑞金医院，低危 B 细胞淋巴瘤患者的 5 年生存率约为 90%；早期 NK/T 细胞淋巴瘤患者的 5 年生存率为 85% ～ 90%，中高危 B 细胞淋巴瘤和 NK/T 细胞淋巴瘤患者的 5 年生存率也可达到 70% 左右。与过去高侵袭性淋巴瘤患者 5 年生存率仅为 30% ～ 40% 相比，已有"飞跃"。

尽管成果丰硕，但赵维莅教授团队的进取脚步从未停歇。迄今为止，各类型淋巴瘤的特异性病因尚不明了，寻找淋巴瘤确切病因，从源头阻断淋巴瘤的发生；通过分子诊断技术和更有效的靶向治疗措施，使每一位患者获得良好预后，是团队努力奋斗的目标。

为使更多患者受益，近年来，赵维莅教授带领团队完成了淋巴瘤血液专科医联体建设，着力开发可用于淋巴瘤诊断、预后评估的分子分型试剂盒，将瑞金医院的先进技术和治疗理念推广开来，让更多淋巴瘤患者获得同质化的诊疗。

不仅治病，还要做患者的心灵"药神"

除了治疗疾病，心理疏导也很重要。不少淋巴瘤患者在得知自己身患恶性肿瘤后，内心恐惧、绝望。这个时候，医生要做的不仅是治病，还要治"心"。

赵维莅教授告诉记者，瑞金医院血液科有一支由患者组成的志愿者团队，队长王老师是一位退休教师，曾患有淋巴瘤。康复后，他主动回到病房，为病友们加油鼓劲，帮助他们树立战胜病魔的信心。如今，这支志愿者团队日益壮大，队员都曾是淋巴瘤患者。回归正常生活后的他们会定期回到医院、深入病房，为病友们带去温暖与希望。

5

分层治疗、全程管理：
为急性白血病患者赢得生机

撰稿 黄蕙

【项目名称】白血病精确诊疗策略和关键技术研究
【奖项】2017 年度上海市科技进步奖一等奖
【主要完成单位】海军军医大学第一附属医院
【主要完成人】王健民 胡晓霞 吕书晴 陈洁 程涛 高磊 倪雄 许晓倩
章卫平 宋献民 杨建民 王丽炳 李红梅 周虹 唐古生

专家简介

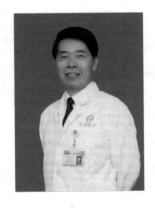

王健民

海军军医大学第一附属医院（长海医院）血液科教授、主任医师、博士生导师，中国康复医学会血液病康复专委会主任委员，曾任长海医院血液科主任，全军血液病中心主任、血液病研究所所长，上海市医学会血液学专科分会主任委员，全军血液学专业委员会主任委员，中华医学会血液学分会副主任委员等。

扫描二维码，观看视频

我们希望将管理和科技结合起来，使患者能够获得更好的治疗方案、更完善的全程管理，让白血病患者能够长期、高质量地生存，回归社会，回归正常生活。

在很多人的印象中，有着"血癌"之称的白血病是一种十分可怕的疾病，似乎患了白血病，就相当于被判了死刑。实际上，随着医学研究的不断深入、创新技术和创新药物的陆续应用，白血病不再是不治之症，部分白血病患者已经能被治愈。不过，来势凶猛、致死率高、复发率高的急性白血病的治疗和管理仍面临不少挑战。海军军医大学第一附属医院（上海长海医院）血液科王健民教授团队经过 10 余年临床攻关，围绕急性白血病化疗和造血干细胞移植的多个技术难点开展系统研究，创建了白血病复发的全程监控体系，优化了治疗方案和策略，提高了急性白血病患者的缓解率和生存率。由其领衔完成的"白血病精确诊疗策略和关键技术研究"项目荣获 2017 年度上海市科技进步奖一等奖。

急性白血病来势汹汹，如何"快、准、狠"地对其进行"精确打击"，提高患者的缓解率？面对急性白血病高复发的特性，如何进行全程监控，并及时采取个体化的干预措施，最大限度地提升疗效，延长患者的生存期，改善患者的生活质量？且听专家介绍。

不同类型白血病，预后大不同

白血病是一种发生于血液系统的恶性肿瘤，与胃癌、肺癌等常见实体肿瘤相比，其发病率较低，每年每 10 万人中有 3 ～ 4 名新发病患者。很多人认为，白血病更多见于儿童和年轻人；甚至不少中老年白血病患者也会有这样的疑问：我都这么大年纪了，为什么还会患白血病？实际上，就白血病患者群体而言，还是中老年患者居多（占 70% ～ 80%）。不过，在35 岁以下人群中，白血病是发病率最高的恶性肿瘤。也就是说，在 35 岁以下恶性肿瘤患者中，白血病患者是相对比较多的，这可能是导致"儿童和年轻人更易患白血病"错觉的主要原因。

王健民教授告诉记者，白血病其实并不是一种疾病，而是一大类疾病，其分类比较复杂。简而言之，可以将白血病分为急性白血病和慢性白血病两大类，每一类可再分为髓细胞白血病和淋巴细胞白血病，如急性髓细胞性白血病、慢性淋巴细胞白血病，等等。

不同类型的白血病，其疾病状况、治疗方法和预后差异巨大。罹患不同类型的白血病，或者罹患同一类白血病的不同患者，结局可以完全不同。比如：急性白血病来势汹汹，患者若不接受治疗，其生存期仅有短短数月，而慢性淋巴细胞白血病的发展过程十分缓慢，部分患者甚至不需要治疗，病情也能维持 8 ～ 10 年不进展；10 岁以下的急性淋巴细胞白血病（简称"急淋"）患儿，90% 以上能被治愈，但中老年急淋患者，预后就不好；与急淋相比，急性髓细胞白血病相对难治，即便是儿童，治愈率也比较低。相信很多人都看过《我不是药神》这部电影，随着靶向治疗药物伊马替尼及多个同类药品的问世并进入医保，慢性粒细胞白血病已经可以被有效控制，患者只要按时服药、定期复查，就能实现长期生存。

急性白血病难治，"易复发"是主因

急性白血病起病急、病情凶险、致死率高。近年来，随着医疗技术的不断提高、治疗药物的推陈出新，70% ～ 80% 急性白血病患者的病情能通过化疗等综合治疗得以缓解，但"复发"仍是悬在患者头上的"达摩克利斯之剑"。

王健民教授介绍，目前急性白血病患者总体三年生存率并不令人满意，仅为 30% ～ 40%，主要原因就是"复发"。为攻克这根最难啃的"硬骨头"，全方位提升急性白血病的疗效，采取更有效的措施来监控和防止复发，王健民教授团队进行了多年的深入研究和临床实践，取得了一系列原创成果。

"严查"白血病"种子"，全程监控防复发

白血病是怎么形成的？王健民教授形象地介绍道："正常人的造血干细胞每天都在工作，不停'生产'血细胞，使人体血液中的白细胞、红细胞和血小板能够维持在正常水平。直到有一天，一部分造血干细胞'叛变'了，成了制造异常血细胞的白血病干细胞。于是，白血病细胞越来越多，并逐渐占据主导地位，白血病就发生了。"

那么，在白血病患者体内，正常的造血干细胞怎么样了？对此，王健民教授率领团队通过动物实验证实，在白血病大鼠体内，正常的造血干细

胞依然存在，只是其功能被"坏分子们"（白血病干细胞）抑制了，白血病干细胞和造血干细胞之间的竞争是影响白血病患者预后的根本原因。

在此基础上，王健民教授团队通过研究发现，白血病之所以会复发，与患者体内残留的白血病干细胞（白血病的"种子"）密切相关。这些白血病的"种子"不容易被化疗彻底清除，常悄悄潜伏在患者体内，在时机成熟的时候，它们就会出来"兴风作浪"，造成复发。

"如果我们可以通过检测，找到那些体内残留白血病'种子'（微小残留病）、具有高复发风险的患者，然后对其实施更强有力的治疗和更严密的监控，就能有效降低复发率、提升疗效。"王健民教授介绍。

基于这个理念，王健民教授领衔的长海医院血液科与中国医学科学院实验血液学国家重点实验室经过多年合作，建立了预防白血病复发的全程监控体系，采用多种监测技术对患者体内的微小残留病进行监测，可以比传统检测技术提前发现患者复发的倾向，为治疗争取了宝贵的时间。

建立"分层治疗体系"，优化治疗方案和策略

众所周知，化疗虽然有效，但其"不分敌我、狂轰滥炸"的特性，不仅会杀伤白血病细胞，也会杀伤正常细胞。如何在疗效和副作用之间找到平衡点，结合患者的疾病分型、复发风险、身体状况等，制定最优的治疗方案和策略？王健民教授团队通过多年研究，提出"白血病分层治疗"的理念。

"如前所述，白血病分很多类型，有些类型的患者预后本来就比较好，那么医生在制定化疗方案时，就不需要'下猛药'，也不需要急着让患者去做干细胞移植，因为干细胞移植也有比较大的副作用；有些类型的患者预后不太好，复发风险很高，那么治疗就必须加强，即便知道化疗有比较严重的副作用，但在权衡利弊后，该用还是必须用；对于那些复发风险高、特别有必要做造血干细胞移植的患者，医生会建议其尽早做造血干细胞移植，力争达到治愈目的。"王健民教授说道。

如何对白血病患者进行分层？王健民教授告诉记者，通过染色体检查、基因检测、微小残留病（白血病干细胞）检测，结合患者的伴随疾病、

治疗后的反应、复发风险等，可以将白血病患者分成低危、中危和高危三个层次，然后根据分层治疗原则，为每一位患者制定最合适的治疗方案，在确保疗效的同时，最大限度地减少治疗可能带来的副作用，并降低复发风险。

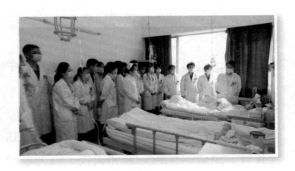

▲ 王健民教授团队在查房

创新技术，提升造血干细胞移植的成功率与安全性

很多人都知道，造血干细胞移植是有望根治白血病的重要方法。但很多人都不知道，其实这种治疗方法也存在较大的副作用，部分患者甚至会因严重并发症而死亡。因为造血干细胞移植治疗存在"一对矛盾"——当来自他人的造血干细胞被输入患者体内以后，其中的免疫活性细胞会对患者的组织器官发起"攻击"。这会产生两个方面的作用：一是对肿瘤细胞发起攻击，发挥抗肿瘤作用；二是对患者正常的细胞、组织、器官进行攻击，如肠道、皮肤、肝脏等，医学上称"移植物抗宿主反应"，严重时会致命。如何平衡好这对矛盾，是决定移植结果的重要方面。

王健民教授指出：并非所有白血病患者都需要进行干细胞移植，比如"低危"患者就不需要做；也并非进行了干细胞移植，患者都能痊愈，对白血病患者而言，造血干细胞移植只是"万里长征第一步"。

为筛选出最适合、最迫切需要进行造血干细胞移植的患者，进一步提升造血干细胞移植的成功率，减少并发症，王健民教授提出"按白血病复发危险度分层的移植模式"，并对影响移植疗效的若干关键难题展开研究，包括建立动态监测供受体嵌合率和移植物抗宿主病（GVHD）的新方法、首创新三联 GVHD 预防方案等。

长海医院血液科通过综合应用这些新技术，使造血干细胞移植患者急性 GVHD 发生率由 53.1% 下降至 16.7%；急性髓细胞白血病患者五年总生存率达 71.82%，优于国内外同类报道。

管理与科技相结合，为患者争取更好疗效

急性白血病进展迅速，对患者而言，"时间就是生命"的说法一点都不为过。如果能早一点确诊、早一点接受治疗，就能争取多一点生的希望。同时，对大多数需要长期治疗和随访的白血病患者而言，如何进行有效、完善的全程管理和监控，以便及时发现问题、及时处理，也是必需的。王健民教授认为，针对白血病的治疗，全程管理与技术创新同样重要。

"在长海医院血液科，当接诊疑似白血病患者后，医生会尽快安排骨髓穿刺检查，实验室会尽快出具诊断报告，以便让患者尽快接受治疗；在白血病患者治疗的各个阶段，我们都会加强相关检查，以便及时发现并发症或复发倾向，并采取必要的治疗措施；对进行造血干细胞移植的患者，我们长期坚持每天对其病情进行集体讨论，集全科医生的智慧，及时发现患者在治疗过程中出现的问题，及时采取措施，提高造血干细胞移植的疗效。"王健民教授说道。

我们希望将管理和科技结合起来，使患者能够获得更好的治疗方案、更完善的全程管理，最终获得更好的治疗效果。我们的终极目标是，让白血病患者能够长期、高质量地生存，回归社会，回归正常生活。

6

聚焦门静脉癌栓，延长中晚期肝癌患者生命

撰稿　王丽云

【项目名称】肝癌合并门静脉癌栓多学科诊治创新体系的建立和应用
【奖项】2017 年度上海市科技进步奖一等奖
【主要完成单位】海军军医大学附属东方肝胆外科医院
【主要完成人】程树群　刘善荣　郭卫星　石洁　刘淑鹏　孟岩　李楠　孙居仙
　　　　　　王康　吴孟超

---- 专家简介 ----

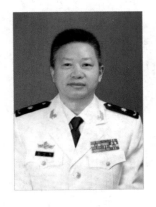

程树群

海军军医大学附属东方肝胆外科医院肝外六科主任、主任医师、教授、博士生导师，海军军医大学门静脉癌栓诊治中心主任，教育部"长江学者"特聘教授，中国医师协会肝癌专业委员会副主任委员、门静脉癌栓多学科协作专委会主任委员，中国门静脉癌栓联盟理事长。

扫描二维码，观看视频

肝癌总体疗效不佳，主要原因在于早期肝癌症状不明显，大部分患者就诊时已属中晚期。中晚期肝癌的一个主要特征是合并门静脉癌栓。

81

在全球，肝细胞癌（简称肝癌）发病率在恶性肿瘤中排第6位；在中国，肝癌发病率和死亡率分别位居恶性肿瘤的第4位和第3位。几十年来，虽然肝癌的诊断和治疗取得了巨大进步，但总体疗效仍然不佳，主要原因在于早期肝癌症状不明显，大部分患者就诊时已属中晚期。

肝癌的生物学特性和肝脏解剖学特点决定了肝癌细胞容易侵犯肝脏内的脉管系统，尤其是门静脉系统，形成门静脉癌栓。中晚期肝癌的一个主要特征是合并门静脉癌栓。据统计，在初次就诊的肝癌患者中，门静脉癌栓的发生率高达44%～62.2%。在中晚期肝癌患者中，这一比例更高，达80%～90%。肝癌患者一旦出现门静脉癌栓，病情会迅速发展，短时间内即可发生肝内外转移、门静脉高压、黄疸、腹水等，平均生存时间仅为2.7～4个月。

门静脉癌栓危害大，是肝癌治疗的瓶颈。多年来，国际上对肝癌合并门静脉癌栓患者的诊治存在争议：西方国家主要以分子靶向药物治疗为主，有效率仅为27.7%～43.6%；东南亚及我国主要以手术、经导管动脉栓塞化疗（TACE）、放疗及综合治疗为主，疗效报道不一，总体生存率偏低。

20多年来，海军军医大学附属东方肝胆外科医院程树群教授聚焦门静脉癌栓研究，其领衔的"肝癌合并门静脉癌栓多学科诊治创新体系的建立和应用"项目取得了一系列成果，荣获2017年度上海市科技进步奖一等奖。

中国原创：提出肝癌合并门静脉癌栓分型标准

肝癌合并门静脉癌栓患者的病情复杂，癌栓的部位和范围是指导治疗及评估疗效的关键因素。以往，由于无公认的分型标准，治疗方案笼统、诊治不规范的情况屡见不鲜。针对这一难点，程树群教授于2007年建立了具有中国特色的门静脉癌栓分型标准（又称"程氏分型"）：癌栓侵犯肝叶或肝段门静脉分支，为Ⅰ型；癌栓侵犯至门静脉左支或右支，为Ⅱ型；癌栓侵犯至门静脉主干，为Ⅲ型；癌栓侵犯至肠系膜上静脉，为Ⅳ型；术后病理学诊断出微血管癌栓，为I0型。

与国际上主流的肝癌分期或评分系统相比，该分型标准更科学、更简单、更实用，更有利于患者的病情评估、治疗选择和预后监测。比如，对比不同治疗方法对不同分型患者的疗效后发现，Ⅰ型和Ⅱ型患者适合手术治疗；Ⅲ型患者手术治疗意义不大；Ⅳ型患者不能进行手术治疗，可根据具体情况选择放疗、化疗、介入治疗、中医中药治疗等非手术治疗。目前，该分型系统已成为门静脉癌栓的中国分型标准，并逐步在国际上得到认可和应用。

率先发现：门静脉癌栓对放疗敏感

程树群教授在临床观察中发现，某些肝癌患者的放疗效果很好。后来，其团队通过相关基础研究，在全世界率先发现门静脉癌栓对放疗敏感。

进一步的研究发现，针对短期内将接受手术治疗的患者，先对癌栓和原发灶进行小剂量放疗1周，3周后再手术，术后复发率明显降低，总体生存期明显延长。他们还发现，先放疗，再进行介入治疗，可明显提高疗效，还可使部分不可切除的病灶变为可切除，延长患者的生存期。

对于这些专业治疗，程树群教授打了几个通俗易懂的比方：所谓"打蛇打七寸"，必须首先控制"癌栓"这个关键点，然后再处理原发灶；如果把癌栓比作树叶，放疗就像"秋风扫落叶"，血管内的癌栓"枯萎"了，血管也被打通了，肝脏能得到良好的血液灌注，肝功能能得以改善，可为后续治疗创造条件；如果把病灶比作"马蜂窝"，介入治疗就像是"捅马蜂窝"，放疗相当于"用烟熏"，先把马蜂熏得毫无进攻之力，再一举端掉马蜂窝，就能最大限度地防止马蜂反扑。

技术革新：针对治疗难点，提高患者生存率

针对Ⅲ型患者手术切除有争议、手术切除率低、术后复发率高等难题，程树群教授团队首创"三维适形调强放射治疗联合病理降期手术切除"，在用影像学技术对门静脉癌栓精确定位后，先进行放疗，待癌栓缩小后再手术。这一方法可使患者的1年生存率、2年生存率分别提升至69.0%和20.4%，远高于对照组。

针对肝癌合并门静脉癌栓范围不清、切缘难以把握、术后残存肝脏体积小等难点，该团队引入三维数字成像技术。与传统的CT或磁共振相比，

三维数字成像技术能更清楚地显示瘤体和癌栓范围，更有利于精确判断手术范围，指导手术操作。该技术的应用，将这类患者的术后 2 年生存率提升至 40.0%，显著高于对照组的 18.0%。

针对无法手术的门静脉癌栓患者疗效不佳这一难点，该团队发现，使用三维适形调强放射治疗联合经导管动脉栓塞化疗（TACE），可将患者中位生存时间延长至 11 个月，远长于其他治疗方案。

理念创新：提出诊治路径图，形成专家共识

过去，肝癌合并门静脉癌栓的诊治主要以单学科为主，治疗策略的制订主要取决于初诊医师或初诊科室，治疗方法等选择缺乏指导体系。比如，外科医师首选手术切除，放射科、介入科及内科医师推崇以放疗、介入治疗（TACE 等）、内科保守治疗为主的综合治疗，导致临床诊治无序、疗效参差不齐。

程树群教授坦言，作为外科医生，他的职责是为能够手术的早期患者进行根治性切除，但实际上手术只能解决 10% ～ 20% 肝癌患者的问题，想要帮助更多的患者，必须将多学科联合起来。

因此，他在国内较早提出肝癌合并门静脉癌栓的多学科诊治理念，即根据患者基本情况、癌栓类型、肿瘤是否可切除等情况，经多学科医师讨论后，制订个体化的最佳治疗方案，使患者获益最大化。2012 年，程树群教授团队联合介入科、医学影像科、放射治疗科、肝内科等科室，组建了国内首家门静脉癌栓多学科专病诊治中心 —— 海军军医大学门静脉癌栓诊治中心，以及全国肝癌合并门静脉癌栓研究协作组。

在多学科诊治理念引领下，该团队于 2015 年制定了《肝细胞癌合并门静脉癌栓多学科诊治东方肝胆外科医院专家共识》。其后，又联合全国相关学科 80 多名专家共同起草制定了《肝细胞癌合并门静脉癌栓多学科诊治中国专家共识（2016 版）》，并于 2018 年更新。该共识为国内外肝癌合并门静脉癌栓多学科诊治领域的首部专家共识，首次对肝癌合并门静脉癌栓的诊治提出了路径图，给出了规范性意见。

7

个体化外科治疗，提高肝癌疗效

 撰稿　王丽云

【项目名称】肝癌个体化外科治疗策略的建立和应用
【奖项】2018 年度上海市科技进步奖一等奖
【主要完成单位】海军军医大学附属东方肝胆外科医院
【主要完成人】沈锋　杨田　李俊　张小峰　夏勇　王葵　邹奇飞　杨平华
　　　　　　　雷正清　李征

专家简介

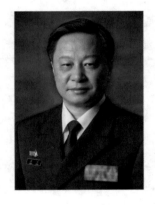

沈 锋

海军军医大学附属东方肝胆外科医院副院长、主任医师、教授、博士生导师，国际肝胆胰协会理事，中华医学会外科学分会肝脏外科学组副组长，中国医师协会肝癌专业委员会常委，中国抗癌协会肝癌专业委员会副主任委员，上海市医师协会普外科医师分会副会长。擅长肝胆胰疾病，特别是肝癌的外科治疗。

 扫描二维码，收听音频

利用各种肝癌预测模型，可以开展个体化、精准化外科治疗，从不同环节提高疗效，降低复发率，延长患者生存时间。

原发性肝癌（简称肝癌）主要包括肝细胞癌（HCC）和肝内胆管癌（ICC）。我国肝癌的发病率和死亡率分别位居恶性肿瘤的第4位和第3位，个体化治疗是进一步提高肝癌治疗水平的关键。外科手术是治疗肝癌的重要方法，但三个瓶颈性问题制约着疗效的进一步提高：肝癌生物学异质性极强，治疗方法的精准选择较为困难；肝癌极易侵犯微血管，患者术后复发率高；肝内胆管癌恶性程度高，治疗困难，患者生存时间极短。

十多年来，针对这些问题，海军军医大学附属东方肝胆外科医院沈锋教授团队率先提出以建立个体化预后预测模型为基础和工具，开展个体化外科治疗，从不同环节提高疗效、降低复发率、延长患者生存时间。在2018年度上海市科技进步奖榜单上，沈锋教授领衔的"肝癌个体化外科治疗策略的建立和应用"项目荣获一等奖。

建立8种肝癌预测模型，为个体化治疗奠定基础

肝癌的发生、发展过程非常复杂，针对每位患者选择最合适的治疗方案，对医生而言是一个不小的难题。针对早期、巨大、多发、复发性肝癌和肝癌远处转移等情况，沈锋教授团队改变既往基于肿瘤分期治疗的传统方法，在国际上率先建立了8种个体化预后预测模型（列线图或评分系统）。其中，采用术前资料建立的模型，提高了治疗方法选择的精确性；基于术后病理建立的模型，明确了术后监测重点对象，实现了辅助治疗措施的个体化选择，提高了肝癌治疗的效率。

过去，早期肝癌患者术后5年复发率超过50%，预后极难预测。2014年，沈锋教授团队在国际上率先建立了预测早期肝癌手术切除预后的人工神经网络模型和个体化预后列线图。根据上述模型，医生可确定存在复发高风险的患者，及时进行抗复发治疗，显著降低患者的复发率，延长生存时间。

我国70%以上的肝癌患者被发现时已属中晚期，以肿瘤巨大为主要特征。巨大肝癌手术切除风险较大，是否选择手术治疗，既往主要基于医生的经验。2015年，沈锋教授团队对554例巨大肝癌肝切除术进行前瞻性分析，建立了术前准确预估手术疗效的列线图模型。对预估疗效较差的患

者，可选择其他有效治疗措施。

"多发是中晚期肝癌的另一主要特征，既往国际上报道了 10 余种多发性肝癌的手术切除指证，但都基于传统肿瘤分期，准确性差。"沈锋教授说，"我们团队率先提出根据多发性肝癌的生物学特性 —— 肿瘤起源确立手术指征（肝内转移者手术疗效极差，多中心发生者手术疗效较好），独创性地提出用多发性肝癌中最大病灶直径与最小病灶直径的差异度提示肝癌起源，并通过分子病理学证实，据此建立全新的肝癌手术切除指征 —— NDR评分。"这一创新成果于 2016 年发表于《外科学年鉴》（*Annals of Surgery*）。经同行验证，NDR 评分的预测准确性排在首位，明显优于 BCLC 分期、TNM 分期等标准。

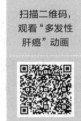

扫描二维码，观看"多发性肝癌"动画

复发性肝癌的再切除是我国肝脏外科领域的重要贡献，但在国际上尚未被广泛接受，主要原因是难以确定适合再切除的患者，如果选择不当，会使患者徒增一次手术痛苦。对此，沈锋教授团队分析了 635 例复发性肝癌再切除患者的资料后，筛选出影响术后 5 年生存率的独立危险因素，建立了术前预后预测列线图，为是否选择"再切除"提供了科学依据。

此外，肝癌术后远处转移的发生率为 14% ～ 25.5%，患者生存期极短，如果能准确预测、及时预防，可明显改善预后。沈锋团队对 578 例患者进行了长期观察（其中 136 例发生了肝外转移），创新性地建立了远处转移高危患者的个体化评分模型，准确性较好。由于肝癌肺转移最为常见，故该团队又开展多中心研究，建立了肝癌肺转移列线图。

预防肝癌复发，有计可施，有法可测

复发率高是肝癌的一大特点。那么，哪些患者更容易复发？怎样才能预防或减少复发呢？沈锋教授介绍："微血管侵犯（MVI）是肝癌侵袭、转移的重要病理标志，我们对相关机制进行了研究，并对术后病理 MVI 阳性的患者综合应用辅助性介入治疗、化疗、碘 -125 粒子条植入内照射和抗病毒治疗等 5 种抗复发治疗措施，提高了患者术后 5 年无瘤生存率。"

不过，肝癌患者是否发生了微血管侵犯，在术前难以发现，需要通

过术后病理检查确诊。沈锋认为，如果能在术前预测肝癌患者发生微血管侵犯的风险，不仅可指导术前早期预防复发，对手术方法的准确选择也至关重要。为此，沈锋教授团队在 1004 例早期肝癌病例中，筛选获得 7 个 MVI 危险因素，构建了国际首个 MVI 个体化预测评分模型。沈锋教授说："通过预测，我们可以根据不同患者的 MVI 发生风险，选择有利于降低复发风险的个体化治疗方案。比如，对 MVI 高危患者采用宽切缘（切缘距肿瘤边缘 ≥ 1 厘米）切除的方法，或先进行介入治疗后再手术。"

"传统观点认为，肝癌术中输血可导致患者免疫功能下降，增加复发风险。我们通过大样本分析，首次提出肝癌切除术中合理输血不增加复发的新观点。"沈锋教授说道，"这一发现为后续机制研究提供了重要依据，也使部分患者避免了不必要的创伤和经济负担。"

系统性创新，使肝内胆管癌患者活得更久

在肝脏恶性肿瘤中，肝内胆管癌的侵袭性最强，治疗最难，患者预后最差。多年来，手术切除是肝内胆管癌的唯一有效治疗方法，但治疗策略和技术尚不成熟，尤其缺乏个体化治疗的探索。为此，沈锋教授团队进行了系统性创新。

首先，该团队率先提出：完整切除病灶、切缘镜下无癌细胞，是获得远期生存的基本条件；保证切缘距肿瘤边缘 ≥ 1 厘米，是显著提高生存率的关键。

其次，提出体积大或多发性肝内胆管癌患者也可通过手术切除获益。既往观点认为，体积较大的肝内胆管癌多已发生转移，手术切除无法延长患者生存期。沈锋教授团队通过国际多中心研究发现，对体积大（直径 ≥ 7 厘米）或多发性的肝内胆管癌，手术切除仍然安全、有效，此类患者应获得手术机会。

第三，该团队发现，减少肝内胆管癌术后并发症、降低并发症严重程度，可提高患者远期生存率。同时，该团队提出具体措施，为提高总体疗效提供了重要依据。

第四，针对肝内胆管癌极易复发、转移的难题，该团队在国际上最早

建立了预测患者术后生存的列线图，它能精确判断患者的预后，指导个体化治疗，预防复发。研究发现，对复发、转移发生风险较高的术后患者进行经导管动脉化疗栓塞术（TACE）治疗，可明显提高生存率，降低复发率。

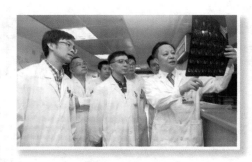

▲ 沈锋教授（右一）在指导读片

第五，该团队在国际上最早建立复发性肝内胆管癌再切除的筛选评分系统，以准确选择适合再次手术切除的患者。在此基础上，该团队通过国际多中心研究发现，再切除、消融、化疗、TACE结合的多模式治疗，可进一步提高疗效。

经过上述创新，经沈锋教授团队治疗的肝内胆管癌患者，术后5年生存率达到35.2%，10年生存率为8.4%，均处于国际领先水平。相关研究被纳入美国国家综合癌症网络（NCCN）肝胆癌症指南、美国肝胆胰协会（AHPBA）肝内胆管癌治疗专家共识、欧洲肝脏学会（EASL）肝内胆管癌诊治指南等，有效推动了肝内胆管癌治疗的进展。

乙肝、肝内胆管结石和感染是我国肝内胆管癌的主要病因，2017年，沈锋教授团队提出，应根据不同病因进行差异化的外科治疗。他们的研究发现，与结石相关的肝内胆管癌侵袭性更强，预后显著差于与乙肝相关的肝内胆管癌，故在手术切除时，应尽可能扩大切缘，进行淋巴结清扫，并在术后进行化疗。此外，他们通过研究发现，抗乙肝病毒治疗可抑制乙肝相关肝内胆管癌的侵袭性，提升患者术后5年生存率。

8

精准预测、及时干预，远离肝癌威胁

撰稿 王丽云

【项目名称】病毒相关肝细胞癌预防和控制关键技术的建立与应用
【奖项】2018 年度上海市科技进步奖一等奖
【主要完成单位】海军军医大学 上海市肿瘤研究所
　　　　　　　　上海市杨浦区疾病预防控制中心 复旦大学
【主要完成人】曹广文 戚中田 殷建华 屠红 赵平 程树群 任浩 赵兰娟
　　　　　　　王文 李楠 韩雪 余文博 倪武 丁一波 钱耕荪

――――― 专家简介 ―――――――

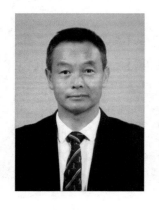

曹广文

　海军军医大学流行病学教研室主任、教授、博士生导师，上海市领军人才，上海市优秀学科带头人，中国医学救援协会水系灾难救援分会会长，上海市预防医学会副会长。主要从事癌症发生和转移机制、新发传染病、灾难医学等的研究。

扫描二维码，观看视频

　提前预测哪些乙肝病毒感染者会发生肝癌，可以预防和推迟肝癌的发生，减少肝癌引起的过早死亡。

乙肝病毒（HBV）和丙肝病毒（HCV）慢性感染是导致肝癌的主要原因。我国居民的乙肝病毒感染率高，经过数十年努力，乙肝防治取得了巨大成就，但目前仍有约 7000 万乙肝病毒感染者。此外，我国还有近 1000 万丙肝病毒感染者。如果不加干预，预计乙肝病毒和丙肝病毒感染者中的 2000 多万人将在 75 岁之前发生肝癌。

肝癌恶性程度高，治疗后容易复发，患者死亡率高。确定哪些人将会发生肝癌、哪些肝癌患者容易复发，进而采取有针对性的预防措施，是降低肝癌发病率和死亡率的关键。对此，海军军医大学曹广文教授领衔开展了系统研究，历经十余年，揭示了病毒进化和宿主遗传在肝癌发生、发展中的作用机制，建立了肝癌发生和复发的预测指标体系，找到了特异性预防措施。他领衔团队完成的"病毒相关肝细胞癌预防和控制关键技术的建立与应用"项目获 2018 年度上海市科技进步奖一等奖。

"揪出"病毒变异，建立肝癌早期预测模型

我国人口占全球的 1/5 左右，乙肝病毒慢性感染者占全球的 1/3 左右，而肝癌患者占全球的 1/2 以上。这是因为，在中国人群中流行的乙肝病毒很容易形成慢性感染，更容易致癌，且其导致的肝癌恶性程度更高。大规模前瞻性队列研究推测，我国 87.5% 的肝细胞癌是乙肝病毒慢性感染引起的；在乙肝病毒感染者中，32% 的男性和 9% 的女性将在 75 岁之前发生肝癌。慢性乙肝、肝硬化、肝癌被称为"乙肝三部曲"，抗病毒治疗可以显著降低乙肝患者发生肝硬化、肝癌的风险。如果能破解"哪些乙肝患者会发生肝癌"这个核心问题，就可以预防和推迟肝癌的发生，减少因肝癌引起的过早死亡。

乙肝病毒可分为多种基因型，其中，B 型和 C 型主要分布于东亚地区，C 型的致癌能力更强。研究发现，乙肝病毒变异是导致肝癌的独立危险因素。曹广文教授告诉记者，乙肝病毒感染人体后，会在人体免疫微环境下发生变异，使其获得逃避人体免疫系统"攻击"的能力，更加适应肝脏炎症微环境，并促进肝癌的发生、发展。

曹广文教授团队研究发现，以 *T1766C*、*A1768T* 等为代表的乙肝病毒

基因变异是导致肝癌的主要"元凶"之一,其出现频率在乙肝病毒致癌的过程中逐渐增加。在此基础上,他们研发了乙肝病毒基因变异组合检测技术,结合 HBV DNA、转氨酶、甲胎蛋白等指标,建立了肝癌早期预测预警模型,可以提前 6 ~ 7 年预测肝癌的发生。这一模型在北京、广西、上海、浙江、江苏等地推广应用后,为众多肝癌高危患者争取了宝贵的预防时间。

"区分"患者遗传易感性,提高预测准确性

虽然乙肝病毒变异会导致肝癌,但近70%的男性和90%左右的女性乙肝病毒感染者在75岁之前并不发生肝癌。曹广文教授团队研究发现,乙肝病毒变异对肝癌的促进作用只有在一定的遗传易感性条件下才能实现。也就是说,具有某些遗传背景的乙肝病毒感染者更容易发生肝癌:HLA-II、NF-KB 和 STAT3 等基因的遗传多态性,可促进乙肝病毒感染慢性化并产生变异,同时产生协同促癌作用。这一发现明确了具有哪些遗传背景的乙肝病毒感染者更容易发生肝癌,提高了肝癌预测预警的准确性。

精准干预,使肝癌防控"关口前移"

在上述研究的基础上,曹广文教授团队针对抗病毒治疗机制进行研究,并开展了大规模现场研究。结果发现,经预测将会发生肝癌的患者,进行抗病毒治疗 3 ~ 5 年后,肝癌的发生风险可下降50% ~ 60%。这一研究为实现肝癌防控"关口前移"策略提供了依据。

除乙肝病毒外,丙肝病毒也可导致肝癌。不过,我国居民感染的丙肝病毒类型"杀伤力"较小,只有 1.4% 的肝细胞癌由丙肝病毒感染所致。针对丙肝病毒慢性感染过程中的变异及促癌机制等,曹广文教授团队也进行了深入探索,相关研究结果有助于高危患者的肝癌预测和预防。

早期预测和治疗,降低肝癌复发率

手术切除是治疗肝癌的主要方法之一,但术后复发率很高。针对这一问题,曹广文教授团队进行了大规模流行病学研究,发现了术后复发的诸

多独立危险因素，包括乙肝病毒高水平复制、肝功能异常、肿瘤微血管浸润、存在肿瘤子灶和包膜不完整、炎症相关基因表达、促癌信号通路活化等，据此建立了肝癌早期（2 年内）复发和晚期（5 年内）复发的预测模型。

同时，该团队通过相关研究证实了抗病毒治疗是保护因素，能有效预防肝癌复发，显著提高患者的生存率和生存期。这一发现被纳入国内外多个慢性乙肝、肝癌的防治指南和专家共识，被推广应用于临床，具有重大社会效益。

提出"癌症进化发育学说"，适用于多种癌症

基于乙肝病毒感染导致肝癌的相关研究，曹广文教授在国际上首次提出了适用于多种癌症的"癌症进化发育学说"，主编出版了《癌症进化发育学》。这一学说的理论框架为：先天免疫遗传和后天环境暴露的交互作用，引发并维持了慢性非可控性炎症；炎症持续作用，诱导大量体细胞发生突变；绝大多数变异细胞被生存竞争淘汰，少数适应了炎症微环境的选择，发展成癌症起始细胞；这一过程遵循"变异－选择－适应"的进化规律。

9

永不言弃，胰腺癌患者长期生存"未来可期"

撰稿 黄蕙

【项目名称】提高胰腺癌长期生存率的关键技术的建立和临床应用研究
【奖项】2018 年度上海市科技进步奖一等奖
【主要完成单位】上海交通大学医学院附属瑞金医院
【主要完成人】沈柏用　彭承宏　詹茜　陈皓　邓侠兴　李宏为　方圆　陆熊熊
　　　　　　　李鸿哲　王新景

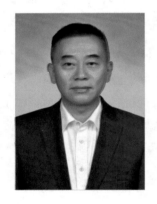

专家简介

沈柏用

上海交通大学医学院附属瑞金医院副院长、主任医师、博士生导师，上海市消化外科研究所副所长，上海交通大学医学院胰腺疾病研究所所长，中华医学会外科学分会外科手术学组委员，上海市医学会普外科专科分会候任主任委员，上海市医师协会普外科医师分会副会长。

扫描二维码，观看视频

　　胰腺癌"跑"得飞快，想要抓住它、制服它，并非易事。对医生而言，将胰腺癌患者的长期生存率提升哪怕一个百分点都是十分艰难的，需要付出大量心血和努力。

近二三十年来，医疗技术的飞速发展使绝大多数癌症的疗效有了显著提高，大量癌症患者得以长期生存。然而，医学科学进步的曙光却始终没能"普照"胰腺癌。在 20 世纪七八十年代，胰腺癌患者 5 年生存率为 2% ～ 4%；40 多年过去了，胰腺癌的疗效却没有明显提高，胰腺癌患者的预后依然非常差，1 年生存率仅为 20%，5 年生存率仅为 5%。同时，随着人们饮食结构的改变及人口老龄化，胰腺癌的发病率在全球范围内均呈持续升高趋势。

为提高胰腺癌患者的长期生存率，上海交通大学医学院附属瑞金医院普外科沈柏用教授团队进行了深入的临床和基础研究，在国内率先提出根据胰腺癌不同病理和生物学行为开展综合治疗的观点，并重点开发了一系列新技术、新方法。在瑞金医院，胰腺癌患者术后 1 年生存率为 78.3%，5 年生存率达 19.8%，远超平均水平。在 2018 年度上海市科学技术奖榜单上，沈柏用教授领衔的"提高胰腺癌长期生存率的关键技术的建立和临床应用研究"项目荣获科技进步奖一等奖。

胰腺癌的疗效为什么始终不理想？瑞金医院普外科有哪些提升胰腺癌患者长期生存率的"独门绝活"？作为普通大众，如何才能远离胰腺癌这个"癌中之王"？听听专家的分析。

胰腺癌"深藏不露"，"早发现"困难

"发现难"是胰腺癌预后不佳的重要原因。首先，胰腺的位置比较特殊，位于腹腔深部，"隐居"在后腹膜，邻近多个重要脏器。其左边是脾脏，前面是胃，右上方是肝脏，下方是横结肠，周围还有许多重要的血管。胰腺一旦发生病变，临床表现常不典型，很容易被忽视。其次，尽管很多人已经养成了每年进行一次全身体检的习惯，但常规体检手段（如腹部超声等）无法发现胰腺癌，而有可能发现胰腺癌"蛛丝马迹"的腹部 CT 检查一般不是常规体检项目，故胰腺癌容易被漏诊。第三，胰腺癌恶性程度高，进展快，很容易发生转移，从发生到患者死亡一般在 1 年左右，留给"诊断和治疗"的时间不多。胰腺癌"跑"得飞快，要抓住它、制服它，并非易事。

正因为胰腺癌有易被忽视（症状不典型）、易漏诊（常规检查发现不了）、"拖不起"（病情进展迅速）三个特点，80%的胰腺癌患者在被确诊时已经处于中晚期，有条件进行手术切除的患者比例不超过20%。而手术是唯一可能使胰腺癌患者获得长期存活机会的治疗方法。

专 家 提 醒

胰腺癌有哪些"蛛丝马迹"

胰腺癌的常见症状包括：腹部疼痛（疼痛可以在中腹部，可以偏左或偏右），黄疸（肿瘤压迫胆总管），不明原因消瘦、乏力，突然出现的血糖升高（胰腺内分泌功能受损），等等。

综合治疗：提升胰腺癌疗效的"制胜法宝"

在"提高胰腺癌长期生存率的关键技术的建立和临床应用研究"项目中，沈柏用教授团队提出按照胰腺癌患者的病理分期、病变部位及生物学特征，为患者制订个体化的综合治疗方案，包括手术治疗、化疗、靶向治疗等。

❶ 创新手术技术，提升手术安全性

手术是最有效的治疗胰腺癌的方法，也是患者可能得以长期生存的唯一机会。胰腺癌手术是普外科领域公认的难度最高的手术，尤其是胰头癌手术，不仅需要进行胰十二指肠切除，还需要完成"胰肠吻合""胆肠吻合"和"胃肠吻合"，重建消化道。胰瘘是胰腺癌手术常见且十分严重的并发症，会引发感染、腹膜炎，严重时还会危及患者生命。

为提升胰腺癌手术的安全性，沈柏用教授独创"胰肠吻合新技术"（也称"沈氏吻合法"），将"肠道与胰管吻合"改为"肠

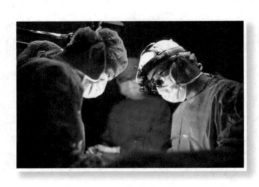

▲ 沈柏用教授（右）在手术中

道与胰腺全层吻合"，使胰腺残面与空肠紧贴，以最大限度地降低胰腺残面损伤和胰瘘的发生率。瑞金医院的随访结果显示，采用"沈氏吻合法"可使胰腺癌术后胰瘘发生率从原来的 16% 降至 2.3%，术后总体并发症发生率由 48% 降至 19.5%。

"通常，在胰腺癌手术后，医生需要在患者腹腔内放一根引流管，以观察手术部位是否有活动性出血、胰瘘等情况。但在瑞金医院普外科，胰腺癌术后患者是可以不放引流管的。"沈柏用教授告诉记者，"这么做不仅是因为我们对手术有绝对的把握，确定不会发生胰瘘、出血等问题，更是出于对患者安全的考虑，因为腹腔引流管放置 5 天以上，很容易发生逆行感染，对患者不利。"

❷ 扩大淋巴结清扫范围，进一步提升长期生存率

在提升手术安全性的同时，沈柏用教授团队对胰腺癌手术的"彻底性"也进行了深入研究。他们在回顾分析了 151 例胰头癌根治术的相关情况后发现，第 8、14 组淋巴结转移率分别为 4% 及 19%，遂提出"扩大淋巴结清扫范围，提升胰腺癌患者长期生存率"的观点，将淋巴结清扫数量从 18.14 枚增加到 27.30 枚。临床实践证实，扩大淋巴结清扫范围可明显提高胰腺癌患者的长期生存率。

❸ 发生肝转移，争取"联合切除"

已经发生肝转移的晚期胰腺癌患者，化疗效果不明显，一般存活时间不超过 6 个月。沈柏用教授团队在临床实践中发现，肝转移病灶在 3 个以下的晚期胰腺癌患者，先进行术前化疗，待肝转移灶缩小后，再进行胰腺和肝脏病灶的联合切除，可以使这些患者的 3 年存活率提高至 8.3%。"在传统观念里，发生肝转移基本等于被判了死刑，但我们的信条是'永不放弃！'"沈柏用教授告诉记者。

❹ 基因检测，"定制"个体化综合治疗方案

近年来，肿瘤诊疗正朝着"精准、个体化"方向发展。以靶向治疗为例，与传统化疗"不分敌我，狂轰滥炸"（既杀死了肿瘤细胞，也杀伤了正常细胞）相比，靶向治疗就像"定点清除"，针对肿瘤细胞上的"靶点"进行"精确打击"，可以最大限度地保护正常细胞不受损伤。而要找到"靶

点"，分子诊断、基因诊断技术的发展"功不可没"。

为提高胰腺癌患者的长期生存率，瑞金医院所有胰腺癌患者都会进行二代基因测序，且所有患者的治疗方案都是综合性的、个体化的。沈柏用教授告诉记者，无论是早期可以手术的胰腺癌患者，还是晚期无法手术的患者，基因检测都有助于为治疗方案的制定提供参考。如果发现患者存在胰腺癌相关基因突变（如 *KRAS* 基因突变、*BRCA* 基因突变），医生会选用相应的靶向治疗药物，并结合其他治疗方式（包括手术、化疗等），使患者的长期生存率得到进一步提升。

"其实对胰腺癌这种恶性程度高、预后极差的肿瘤而言，将长期生存率提升哪怕一个百分点都是十分艰难的，需要医生和研究人员付出大量心血和努力。"沈柏用教授感叹道。

复杂手术微创化："机器人手术"安全、有效

近年来，外科手术微创化的趋势十分明显，腹腔镜已广泛应用于临床，机器人手术也逐渐开展。作为外科领域难度最高的手术，微创技术在胰腺癌手术中的应用情况如何呢？

沈柏用教授告诉记者，瑞金医院迄今已完成 2000 余例胰腺癌机器人手术，是国际上开展此类手术最多的医院。同时，他们进行的前瞻性研究也首次在国际上论证了胰腺癌机器人手术的可行性、安全性、有效性及肿瘤根治性：与传统开放手术相比，胰腺癌机器人手术在患者无瘤生存期、总体生存率等肿瘤根治性指标，以及术后并发症发生率和围手术期死亡率等安全性指标方面均无明显差异，而机器人手术的创伤更小，患者术后恢复时间更短、疼痛更轻。

所谓机器人手术，并不是机器人取代医生给患者做手术，机器人只是外科医生的助手。"达·芬奇"手术机器人有 4 条"手臂"：两条"手臂"分别代表主刀医生的双手；一条"手臂"充当手术助手；还有一条"手臂"自带光源且装有两个摄像头，能将手术视野放大 10 倍，并以三维立体画面呈现。手术时，医生坐在距离患者 2 米远的操作台前，通过操控手术台边的"机器人"进行手术。

需要提醒的是，虽然机器人手术可以使像胰腺癌这样的复杂手术微创化，但机器人手术的"学习曲线"较长，一名医生通常需要完成100台以上的机器人手术，方能达到与开腹手术同样的疗效。因此，并非所有医院都能完成高难度的胰腺癌机器人手术，患者就医时一定要选择经验丰富的正规医疗机构。

新进展：发现胰腺癌"新治疗靶点"

为明确胰腺癌发生、发展机制，挖掘胰腺癌治疗的潜在靶点，沈柏用带领团队进行了一系列研究。他们发现了胰腺实性假乳头状瘤蛋白标志物，证实 H2AK119 单泛素化水平及 H3K27 三甲基化水平与胰腺癌转移及患者预后密切相关；首次报道了转录抑制因子 Snail、miR-329、lncRNA NORAD、核磷蛋白 NPM1 等在胰腺癌生长及转移中的作用及机制；首次在胰腺癌中发现了蜂毒素的治疗靶标及疗效。

2019 年 10 月 29 日，《美国科学院院刊》在线发表沈柏用教授团队有关胰腺癌的最新研究成果。该研究首次发现，抑制糖代谢通路关键调控蛋白磷酸甘油酸变位酶 1（PGAM1）能有效杀灭胰腺癌细胞，证实了 PGAM1 新型别构抑制剂（命名为：KH3）对胰腺导管腺癌的抑瘤作用，为胰腺癌的精准治疗提供了"靶向抑制肿瘤代谢通路"的新思路。

10

3D打印助力骨盆肿瘤个体化治疗

撰稿 刘利

【项目名称】骨盆肿瘤精准切除与个性化功能重建的关键技术创新与推广应用
【奖项】2018 年度上海市科技进步奖一等奖
【主要完成单位】上海交通大学医学院附属第九人民医院　中南大学
　　　　　　　　上海晟实医疗器械科技有限公司
【主要完成人】郝永强　戴尅戎　姜闻博　廖胜辉　艾松涛　严孟宁　李慧武　朱振安
　　　　　　　赵杰　王成焘　王磊　武文　王燎　沈陆

---- 专家简介 ----

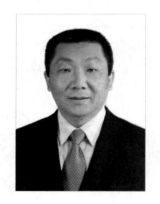

郝永强

　　上海交通大学医学院附属第九人民医院骨科副主任、主任医师、教授、博士生导师，中华医学会骨科学分会基础学组副组长、骨肿瘤学组委员，中华医学会医学工程学分会数字骨科学组副组长，中国医师协会骨科医师分会骨科 3D 打印专业委员会副主任委员，上海市医学会骨科专科分会骨肿瘤学组组长。

扫描二维码，观看视频

　　利用术前制作的 3D 打印病变模型和手术辅助导板，医生可精准、快速完成骨盆肿瘤切除手术，然后再利用 3D 打印的个性化假体，重建患者的骨盆功能。

骨盆肿瘤的治疗是世界性的医学难题。20世纪80年代，上海市第九人民医院骨科与上海交通大学机械学院合作，自主研发了骨盆重建假体等适用于人体多个部位的定制型人工关节。2014年，戴尅戎院士、郝永强教授团队率先在国际上将3D打印个性化骨盆重建假体应用于骨盆肿瘤的治疗，并对此进行了不断延伸和拓展。由郝永强教授领衔完成的"骨盆肿瘤精准切除与个性化功能重建的关键技术创新与推广应用"项目荣获2018年度上海市科技进步奖一等奖。

骨盆是连结躯体和下肢的重要力学支撑结构，邻近消化、泌尿、生殖等系统脏器，以及重要的血管、神经。骨盆肿瘤占原发性骨肿瘤的3%～4%，软骨源性肿瘤最多，骨巨细胞瘤、成骨肉瘤次之，儿童骨盆恶性肿瘤以尤文肉瘤最常见。同时，骨盆也是易发生骨转移癌的部位之一，乳腺癌、前列腺癌、肺癌、肾癌、大肠癌等均可转移至骨盆。由于发生于骨盆的肿瘤一般位置较深，早期难以被发现，故多数患者被确诊时，肿瘤已很大。

在20世纪80年代之前，为了保全生命，骨盆肿瘤患者只能接受患侧半骨盆及下肢1/4截肢，患者术后坐着都有困难，更谈不上站立和行走。20世纪80年代后，相继出现"旷置术"（仅切除骨盆肿瘤而不重建）、骨盆"灭活再植术"（将病变骨切除，去除肿瘤后在体外进行灭活，然后再将其"放回原处"）、同种异体半骨盆移植等，但这些疗法存在骨不愈合、感染等并发症，失败率高，肿瘤复发率也较高。

随着影像学、材料学、工程学等的不断发展，人工关节设计、制造及安装技术日益成熟，完整切除骨盆肿瘤后，个性化人工半骨盆假体重建成了骨盆肿瘤的主要治疗方式。

3D打印技术为骨盆肿瘤诊疗带来新希望

骨盆肿瘤切除手术风险高、难度大；肿瘤切除后，巨大的骨盆缺损修复难度也大。因为骨盆部位关节结构和形态复杂，制作骨盆假体无法使用统一的制造模具，不仅制作成本高昂、制作周期也较长（一般多为2～3个月）。

3D 打印技术的出现为骨盆肿瘤的治疗带来契机。郝永强教授团队与工程师合作，实现了医学和工程学的有机结合，为骨盆肿瘤的精准切除和功能重建带来了"最佳解决方案"。

术前制作3D打印病变模型，做到手术胸有成竹

为"又快、又好、又准"地完成骨盆肿瘤切除手术，郝永强教授团队自主研发了相关的医学图像软件，根据患者的磁共振和 CT 等影像学检查数据，在电脑上绘制出患者的骨盆病变模型，再利用 3D 打印技术 1 ：1 地打印出实物（如图 1）。

借助 3D 打印的骨盆病变模型，肿瘤"一目了然"，医生可清晰、直观地观察肿瘤局部的解剖结构，肿瘤的边界及范围，与周围神经、血管的毗邻关系

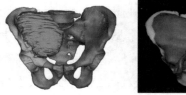
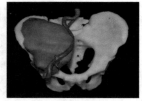

▲ 图1 骨盆肿瘤数字化重建图像与 3D 打印骨盆肿瘤实物模型

关系，以及与邻近内脏器官的关联，等等。医生可在骨盆病变模型上进行手术模拟，反复论证，确定最佳手术方案。同时，医生也可与患者及家属更加直观地进行术前沟通，包括具体手术方式、术中可能遇到的困难、术后可能出现的并发症等，提高患者对治疗的依从性。

首创3D打印手术辅助导板，精准切除肿瘤

为提高手术精准度，缩短手术时间，郝永强教授团队根据患者的 3D 打印骨盆病变模型设计了相应的手术辅助导板，并通过 3D 打印技术制备。手术时，医生只要将手术导板安放于术前规划的骨表面，即可在其"指引"下，根据事先确定的手术范围实现精准截骨（如图 2）。

郝永强教授表示，以往进

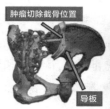
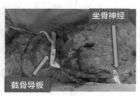

肿瘤切除截骨位置
坐骨神经
导板
截骨导板

▲ 图2 3D 打印截骨导板设计及术中应用

行肿瘤切除，需要依靠医生的经验，有可能会发生切除范围不够或者过大的情况。利用 3D 打印个性化手术辅助导板可以精准把控切除范围，使手术更加快速、精准，患者创伤更小，预后也更好。

制作个体化假体，重建患者骨盆功能

术前，郝永强教授团队会根据患者骨盆肿瘤的切除范围、病变部位的功能等因素，为每位患者"量身定制"个性化的金属重建假体。利用 3D 打印技术，只需要半天左右即可完成金属假体的制作，且精度高，"贴合度"好（如图 3）。

"传统的金属假体与骨是用螺丝钉加以固定的，时间长了，螺丝钉会松动、断裂，使用寿命为 5 ～ 10 年。3D 打印技术可将假体表面打印成金属骨小梁，其可与骨头'长在一起'，使重建假体保持长期稳定，可长期使用。"郝永强教授介绍说。

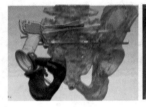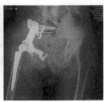

▲ 图 3 3D 打印个性化半骨盆假体设计与术后 X 线片

技术推广，让更多患者受益

郝永强教授认为，一项先进技术，应当推广开来，让更多患者从中受益。目前，该技术已在很多地区推广应用，并通过在各省建立 3D 打印全国分中心、"互联网＋医疗"等方式，向医疗条件薄弱的边远地区进行辐射。

郝永强教授特别指出，除了治疗骨盆肿瘤外，3D 打印个性化重建假体还可应用于创伤、感染、先天性骨关节畸形、人工关节骨溶解等各种原因引起的骨缺损的修复重建。目前，3D 打印技术已经推广至骨科之外的其他领域，如口腔科、整形外科等，促进了个性化医疗模式的发展，为更多患者带来福音。

11

更小创伤、更少痛苦，
早期肺癌不必"大动干戈"

撰稿 黄 慧

【项目名称】早期非小细胞肺癌外科个体化治疗的基础与临床研究

【奖项】2017 年度上海市科技进步奖一等奖

【主要完成单位】复旦大学附属肿瘤医院

【主要完成人】陈海泉 孙艺华 李 媛 相加庆 张亚伟 胡 鸿 张 杰 罗晓阳
 陈苏峰 叶 挺 张裔良 张 扬 潘云建 李 航 郑迪凡

------ 专家简介 ------

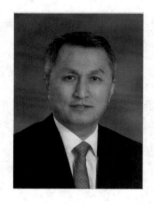

陈海泉

　　复旦大学胸部肿瘤研究所所长，复旦大学附属
肿瘤医院胸外科主任、胸部肿瘤多学科诊治组首席
专家、肺癌防治中心主任、主任医师、二级教授、
博士生导师，中国医师协会胸外科医师分会副会长，
中国抗癌协会肺癌专业委员会常委，上海市医学会
胸外科专科分会副主任委员，上海市抗癌协会胸部
肿瘤委员会主任委员。

  扫描二维码，观看视频

　　在确保疗效的基础上，针对不同人群，制定个体化的术前检
查和手术方案，不仅能节省大量医疗资源，更能最大限度地减轻
患者的痛苦。

目前，肺癌已成为我国发病率和死亡率均居首位的恶性肿瘤。过去，大多数肺癌患者都是在出现咳嗽、痰血等症状以后，才去医院就诊，病情大多已处于中晚期，部分患者甚至已经丧失了手术机会，预后不佳。近年来，随着科普宣传的深入和人们保健意识的提高，越来越多的早期肺癌被发现，我国肺癌的疾病谱正在发生变化。

然而，目前国内外肺癌诊治指南的重点都在中晚期非小细胞肺癌。对早期肺癌患者，是否仍有必要采取"激进"的诊疗措施？如何在合理诊治的同时，避免不必要的医疗资源浪费？陈海泉教授团队经过十余年探索和研究，以中国非小细胞肺癌人群为基础，建立了以手术为中心的非小细胞肺癌个体化治疗策略，在确保疗效的基础上最大限度地减少手术带来的创伤，减轻患者的痛苦。由其领衔完成的"早期非小细胞肺癌外科个体化治疗的基础与临床研究"荣获 2017 年度上海市科技进步奖一等奖。

哪些人容易患肺癌？与中晚期肺癌相比，早期肺癌在术前检查、治疗、术后随访和预后方面有哪些不同之处？体检发现的肺小结节，都是早期肺癌吗？且听专家分析。

早期肺癌筛查新发现：中国不吸烟女性肺癌发病率高

我国每年肺癌新发病例约 70 万例，死亡超过 60 万例，全球 40% 以上的肺癌病例在中国。肺癌若能被早期发现、早期治疗，患者术后 5 年生存率高达 90% 以上，部分患者甚至可以被治愈；而晚期肺癌患者 5 年生存率不到 5%。因此，在高危人群中进行早期肺癌筛查，对改善肺癌患者的预后具有重要意义。复旦大学附属肿瘤医院胸外科于 2009 年起率先在国内开展基于社区的早期肺癌低剂量螺旋 CT 筛查。结果显示，在 1.1 万余名高危人群中，肺癌发病率接近 3%，其中 80% 是无症状、无体征，分期为 0 ～ 1 期的早期非小细胞肺癌。

"同时，我们还发现了一个比较特殊的现象：以往的经验认为，肺癌更多见于吸烟的老年男性群体；但我们的筛查数据却显示，曾被认为是低危人群的不吸烟年轻女性群体，早期肺癌的检出率明显上升，与西方国家早期肺癌以吸烟男性为主有很大区别，这说明我国'低危'人群肺癌的发病率也不低。"陈海泉教授介绍。

优化术前检查策略，最大限度减轻患者痛苦

对于非小细胞肺癌患者，依据国内外诊治指南，术前均应采取一系列检查，包括胸部 CT、支气管镜、头颅磁共振、骨扫描，甚至 PET–CT 等，不仅检查时间长、费用不菲，还会给患者带来不少痛苦。

针对早期非小细胞肺癌患者，是否可以省去这些让患者感到不适，甚至会对其造成损伤的检查呢？陈海泉教授团队在系统分析了该院 5000 余例肺癌手术患者的数据后发现，绝大部分早期非小细胞肺癌患者的支气管镜、骨扫描检查结果均为阴性。因此，陈海泉教授团队提出：经筛查发现的早期肺癌，大部分都是以 GGO（磨玻璃结节）病变为主的，这种病变一般不太会有远处转移。因此，这类患者术前可以不必做支气管镜检查，也不需要做头颅磁共振和全身骨扫描检查。

"在确保疗效的基础上，针对不同人群，制定个体化的术前检查策略，不仅能节省大量医疗资源，更能最大限度地减轻患者的痛苦，避免不必要的检查和损伤。"陈海泉教授说道。

精确定位、冰冻病理指导的精准切除

传统的非小细胞肺癌手术方式为肺叶切除加纵隔淋巴结清扫。然而，早期非小细胞肺癌患者，尤其是浸润前病变（不典型腺瘤样增生、原位腺癌、微浸润腺癌）患者，是否仍有必要行肺叶切除术？是否可以选择创伤更小、能保留更多肺组织的亚肺叶切除？对此，陈海泉教授团队进行了深入研究，创新性地通过比较术中冰冻病理与术后石蜡病理的符合率，通过术中冰冻病理结果来指导手术方式，首次在国际上提出早期肺腺癌行亚肺叶切除的精确指征，打破了早期非小细胞肺癌手术方式混乱的局面。

"我们通过大数据分析，结合 1980—2014 年已发表文章的荟萃分析，发现肺腺癌浸润前病变均没有发生淋巴结转移，术后 5 年无复发生存率达到 100%。经过筛选的 1 期非小细胞肺癌患者，行亚肺叶切除的预后与行肺叶切除的预后相当。这项研究成果于 2016 年发表于世界顶尖的肿瘤学

期刊 *Journal of Clinical Oncology*。该杂志还为我们的这项研究配发了评论，认为我们的这项研究将肺癌的个体化精准治疗向前推进了非常重要的一步。"陈海泉教授介绍。

为确保肺小结节的精准切除，陈海泉教授团队在国内率先开展 CT 引导下 Hookwire 定位胸腔镜肺小结节切除术，对直径在 3 厘米以下的肺小结节进行术前精确定位，以便术中精准切除，缩短手术时间，减少手术创伤。

发现非小细胞肺癌独特亚型，完善个体化治疗规范

近年来，随着分子诊断技术的进步，人们开始认识到，肺癌不是一种疾病，而是一类疾病。陈海泉教授团队以肺腺癌分子分型系统为基础，通过对肿瘤医院样本库中 1328 例非小细胞肺癌样本进行基因测序，发现 1.3% 的非小细胞肺癌中存在 *FGFR* 融合基因，且以 *FGFR3* 重排为主。

"*FGFR* 融合基因主要存在于鳞癌、肿瘤直径大于 3 厘米的吸烟者中，是非小细胞肺癌的一个独特亚型。"陈海泉教授介绍，"虽然 *FGFR* 融合基因在肺鳞癌中的发生率为 3.5%，占比不高，但这一发现为肺癌的治疗增添了一个新的靶点，这类患者可能可以从针对 FGFR 的靶向治疗中获益。"

此外，陈海泉教授团队基于肺腺癌分子分型系统，通过对近 1000 例肺腺癌患者进行研究后发现，在肺腺癌患者中，驱动基因突变类型与肺腺癌病理亚型之间存在明显的相关性。在肿瘤 TNM 分期基础上结合分子分型系统和病理亚型分类系统，能够更加准确地预测患者的术后生存情况，为每一位患者提供最佳个体化治疗策略。

专 家 忠 告

发现肺小结节，别害怕，别忽视

随着健康体检中胸部 CT 检查的普及，发现肺上有小结节的人越来越多。肺小结节主要是指肺部的孤立性小结节，直径一般在 3 厘米以下。按照密度可分为：纯磨玻璃结节、部分实性结节和实性结节。肺小结节就是肺癌吗？发现肺小结节该怎么办？扫描二维码，听陈海泉教授怎么说。

12

精确诊断、精准"施策"，"降伏"肺癌

 撰稿 黄蕙

【项目名称】肺癌精准化诊疗策略建立与推广应用
【奖项】2018年度上海市科技进步奖一等奖
【主要完成单位】同济大学附属上海市肺科医院
【主要完成人】周彩存 任胜祥 蒋涛 苏春霞 李雪飞 陈晓霞 高广辉 周斐
李玮 吴凤英 赵超 何雅亿 李嘉瑜

专家简介

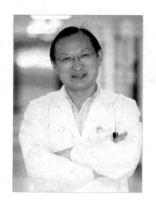

周彩存

同济大学医学院肿瘤研究所所长，同济大学附属肺科医院肿瘤科主任、肺癌免疫实验室主任、主任医师、教授、博士生导师，上海市领军人才，上海市抗癌协会分子靶向与免疫治疗专委会主任委员，上海市医师协会肿瘤专科医师分会副会长，中国抗癌协会肺癌专业委员会常委，中国医师协会肿瘤医师分会常委。

 扫描二维码，观看视频

体检发现肺小结节不可怕，因为大多数肺小结节是良性的，恶性的仅占极少数。即便被确诊为恶性结节，患者也不必因此丧失信心。

在我国，肺癌已经成为发病率和死亡率均排名第一位的恶性肿瘤。据统计，我国每年新发肺癌患者约 78.1 万人，死亡约 62.6 万人。当前，我国肺癌诊疗面临两大难题：一是早期发现难，因为肺癌早期几乎没有任何症状，2/3 的肺癌患者在被确诊时已经处于中晚期，丧失了手术机会；二是晚期肺癌疗效差，在过去的很长一段时间里，由于缺乏有效的治疗药物和个体化的治疗方案，晚期肺癌患者的 5 年生存率不超过 5%。

为提高肺癌的早期诊断率和晚期肺癌患者的长期生存率，同济大学附属肺科医院肿瘤科主任周彩存教授团队历时十余年开展肺癌精准诊疗相关研究，取得了一系列原创科研成果。由周彩存教授领衔完成的"肺癌精准化诊疗策略建立与推广应用"项目荣获 2018 年度上海市科技进步奖一等奖。

哪些新技术有助于提高肺癌的早期诊断率？体检发现的肺部小结节是肺癌的概率有多大？被确诊为晚期肺癌，是否意味着被"判了死刑"？且听专家分析。

早诊新技术，让早期肺癌"无处遁形"

早期发现、早期治疗对肺癌患者的预后至关重要。胸部影像学检查，如胸部 CT 等，虽然能发现直径几毫米的小结节，但无法准确区分其良恶性。为找到能准确判断肺小结节性质的方法，周彩存教授团队开发了两种敏感性和特异性均高的早期肺癌检测技术。

❶ 7种肺癌自身抗体检测技术

肿瘤细胞与正常细胞不同，机体的免疫系统可识别肿瘤细胞内表达异常的蛋白，进而产生相应的自身抗体。基于此原理，周彩存教授团队开发了 7 种肺癌自身抗体检测技术。研究证实，对直径 1 厘米以下的早期肺癌，该检测技术的敏感性可以达到 70%、特异性可以达到 90%；与胸部 CT 检查结合，诊断准确率可以提高到 95%。该检测十分方便，费用也不高，患者只要抽 2 毫升血，几个小时后就能得到结果。

❷ 实时定量PCR循环肿瘤细胞检测技术

当肿瘤直径小于 3 毫米时，其生长不需要血管；而当肿瘤直径长到 3

毫米以上时，需要新生血管来为其提供"养料"，肿瘤细胞就有可能经该血管进入血液循环。这些进入循环系统的肿瘤细胞，被称为"循环肿瘤细胞（CTC）"，它们携带了肿瘤特有的生物学信息。循环肿瘤细胞检测在肺癌的早期诊断、疗效与预后评估，以及个体化治疗等方面均具有重要作用。

在肺癌早期，进入血液系统的肿瘤细胞数量极少，想要"抓住"它们，无异于"大海捞针"。为了找到这些散落在大海里的"犯罪分子"，周彩存教授团队采用实时定量靶向 PCR 技术，将其扩增近 43 亿倍。如此一来，抓住它们就易如反掌了。研究证实，该检测技术的敏感性为 67%，特异性为 88%。

周彩存教授告诉记者，目前，这两项肺癌早诊检测技术均已产品化，并先后获批上市，在全国多家医院推广应用。将胸部 CT 检查、七种肺癌自身抗体检测和血液循环肿瘤细胞检测这三种方法相结合，可以将早期肺癌的诊断准确率提升至 95% 以上。

"分类而治"，为晚期肺癌患者带来"生机"

近年来，随着人们保健意识的提高和健康体检的日益普及，早期肺癌的检出率有所提高。不过在临床上，无法手术的晚期肺癌患者仍占较大比例。如何有效控制这些患者的病情，提高长期生存率，是周彩存教授团队一直在研究和探索的重要课题。

周彩存教授告诉记者，随着分子生物学的发展，医学界已经认识到，肺癌其实不是一种疾病，而是一大类疾病。根据不同的基因型，肺癌可以被分为若干种类型。针对不同类型的肺癌，必须采取不同的治疗策略，方能取得良好疗效。早在 2004 年，周彩存教授团队就在国内率先搭建了肺癌驱动基因分子检测平台。借助该检测平台，肺癌患者能获得更精准的分型，为下一步的"精准打击"（个体化治疗）奠定基础。

❶ "驱动基因阳性"：首选靶向治疗

研究发现，肿瘤的发生和发展与"驱动基因"（驱动肿瘤细胞生长的基因）有关。如果能找到"驱动基因"，并将其阻断，相当于关掉了肿瘤的

"发动机"，肿瘤细胞就会停止生长。分子靶向药物就是针对"驱动基因"设计的特异性阻断剂。目前，医学界已经发现的肺癌驱动基因包括 *EGFR*、*HER2*、*ALK/ROS1* 融合基因等。

2008 年，周彩存教授牵头在全国 23 家医院开展全球首个表皮生长因子受体－酪氨酸激酶抑制剂（EGFR-TKI）尼洛替尼治疗伴 *EGFR* 突变晚期非小细胞肺癌的Ⅲ期临床研究。结果发现，存在 *EGFR* 突变的晚期非小细胞肺癌患者接受靶向治疗的效果优于标准化疗。研究结果一经公布，引起全球轰动。

在确立了靶向治疗在驱动基因阳性晚期肺癌患者治疗中的地位以后，周彩存教授团队又将目光聚焦在了靶向治疗的精细化管理上。

"我们在临床观察中发现，同样是 *EGFR* 突变的晚期肺癌患者，靶向治疗的效果却有明显差异，有的效果特别好，有的则较差。为探究其中缘由，我们在深入研究后发现：*EGFR* 突变丰度与靶向治疗的效果存在一定关系，*EGFR* 突变丰度越高，说明肿瘤组织中含有 *EGFR* 突变基因的细胞数越多，那么针对该突变基因的靶向治疗的效果就越好。"周彩存教授介绍。

基于此发现，周彩存教授团队对存在 *EGFR* 突变的晚期肺癌患者做了区分，并采取不同的治疗策略：*EGFR* 突变丰度高的患者，可以单用靶向治疗；*EGFR* 突变丰度低的患者，则需要在靶向治疗的基础上联合应用化疗，以提升疗效。

❷ "驱动基因阴性"：抗血管生成治疗+化疗可获益

虽然靶向治疗使驱动基因阳性晚期肺癌患者的生存期和生活质量得到了显著改善，但这些患者只占所有肺癌患者的 40%。

对于驱动基因阴性的晚期非小细胞肺癌患者而言，一线治疗方案是标准化疗。如何判断化疗药物对患者是否有效，使化疗效果最大化呢？周彩存教授团队对此进行了深入研究，并首次揭示了外周血游离 DNA（cfDNA）基因组突变特征可以准确预测晚期非小细胞肺癌患者接受标准一线化疗的疗效。

"以此为参考，我们就能为晚期肺癌患者'精准'选择对其有效的化疗药物，避免应用无效的药物，从而提升化疗效果。临床研究证实，这种基于生物标志物检测的个体化的化疗，可使晚期肺癌患者无进展生存时间延长 2～3 倍。"周彩存教授介绍。

此外，周彩存教授牵头开展的 BEYOND 研究为驱动基因阴性晚期肺癌患者的治疗开辟了新思路。该研究首次证实，抗血管生成治疗（贝伐珠单抗）联合化疗可使驱动基因阴性晚期非小细胞肺癌患者的总生存期提高至 2 年以上，确认了抗血管生成治疗在肺癌治疗中的作用。

13

"机器人"助力，
让胸部肿瘤手术更精准、微创

撰稿 黄蕙

【项目名称】机器人辅助胸部肿瘤精准微创手术的应用推广
【奖项】2018 年度上海市科技进步奖二等奖
【主要完成单位】上海交通大学医学院附属瑞金医院 上海市胸科医院
【主要完成人】李鹤成 罗清泉 金润森 黄佳 张亚杰 项捷 陈凯 杜海磊
 韩丁培 杨溯

---- 专家简介 ----

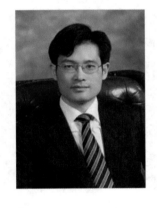

李鹤成

上海交通大学医学院附属瑞金医院胸外科主任、主任医师、博士生导师，美国外科学院成员，中华医学会胸心血管外科学分会委员，中国医师协会胸外科医师分会委员、医学机器人医师分会常委，中国抗癌协会腔镜与机器人外科分会常委，上海市医师协会胸外科医师分会副会长。

  扫描二维码，观看视频

"机器人手术"完全颠覆了主刀医生必须在手术台旁用手术器械在患者身上操作的传统，主刀医生可以'远离'患者，坐在控制台前，通过操控机械臂为患者做手术。

胸部肿瘤包括肺癌、食管癌、纵隔肿瘤等，手术切除是有望治愈胸部肿瘤的首选方法。近年来，随着机器人手术系统的迅速发展，其在胸外科领域已得到广泛应用。上海交通大学医学院附属瑞金医院胸外科李鹤成教授团队长期致力于胸部肿瘤微创外科治疗的技术创新和推广应用，在机器人辅助微创手术领域取得了一系列成果。由该团队领衔完成的"机器人辅助胸部肿瘤精准微创手术的应用推广"项目荣获 2018 年度上海市科技进步奖二等奖。

机器人手术在胸外科的应用状况如何？与传统手术相比，其优势主要体现在哪些方面？机器人手术安全吗？疗效可靠吗？且听专家分析。

认识"机器人手术"

与传统手术相比，以腔镜为代表的微创手术具有创伤小、恢复快等优点。在胸外科领域，胸腔镜手术在我国已开展 20 余年，技术已较为成熟，安全性得到了广泛认可。不过，该技术在发展过程中也遇到了一些瓶颈，如手术视野不够大、器械灵活度有限、完成缝合和打结操作困难等。

2000 年 6 月，达·芬奇机器人辅助外科手术系统问世，它完全颠覆了主刀医生必须在手术台旁用手术器械在患者身上操作的传统，主刀医生可以"远离"患者，坐在控制台前，通过操控机械臂为患者做手术。与胸腔镜手术相比，机器人辅助外科手术系统（俗称"机器人手术"）的优势在于：能有效滤除人手的自然震颤，提高稳定性；拥有放大、高清、三维立体成像系统，可以实现精确的组织切割、止血、缝合等操作；多关节机械臂、360° 旋转的仿真手腕，灵活程度可比拟甚至超越外科医生的双手。

瑞金医院胸外科自 2015 年 5 月开展机器人手术以来，已开展了 1300 余例机器人胸部肿瘤手术，手术种类包括机器人肺叶切除术、肺段切除术、肺叶袖式切除术、肺段支气管袖式切除术、3D 引导下的联合肺亚段切除术、食管癌根治术、纵隔肿瘤切除术等。在不断积累机器人手术经验的同时，李鹤成教授团队通过一系列的临床研究，证实了机器人手术的安全性和有效性，同时致力于机器人辅助胸部肿瘤手术的推广，得到了国际同行专家的高度评价，为更多患者带来了福音。

"机器人"辅助，肺部复杂手术"微创化"

李鹤成教授团队利用机器人手术系统精准、灵活的优势，在国内率先开展了机器人辅助袖式肺叶切除术（支气管袖式切除术和支气管/肺动脉双袖式切除术）等复杂手术，避免了巨创手术。

支气管袖式切除术适用于癌变位于一个肺叶内，但已侵及局部主支气管或非靶段支气管的肺癌患者。为保留正常的邻近肺叶，避免切除过多肺组织，可以先将病变肺叶及一段受累支气管切除，再将支气管上下切端吻合，并进行肺门及纵隔淋巴结清扫。与胸腔镜或开放手术相比，机器人辅助外科手术系统的灵活性使支气管吻合的时间缩短，吻合效果更好。

李鹤成教授团队还在国内率先应用可视化肺小结节术前三维重建技术，利用患者的 CT 图像制作可视化肺部模型，将肺内支气管及血管走行可视化，并以支气管为参考进行肺段划分，精准定位病灶，制定手术方案；术中结合可视化模型，通过机器人辅助手术系统对病灶进行精准切除，患者恢复较快，住院天数显著缩短。

机器人辅助食管癌手术，淋巴结清扫更彻底

影响食管癌长期生存的主要因素是局部肿瘤或淋巴结复发，淋巴结清扫是否彻底对食管癌患者的预后意义重大。机器人辅助外科手术系统的最大优势在于操作灵活、精细，为食管癌淋巴结清扫提供了便利。

李鹤成教授团队在国内率先开展机器人辅助食管癌两切口胸内吻合术、三切口颈部吻合术，建立了完整的机器人辅助食管癌手术体系及流程，包括患者体位、胸腹部 Trocar 打孔、肝脏悬吊、食管悬吊等手术细节，推动了我国机器人辅助食管癌手术的发展。

机器人辅助食管良性肿瘤剥除，避免开胸

食管平滑肌瘤是一种良性肿瘤，通常不需要切除食管，手术剥除肿瘤是主要治疗方式。然而，食管平滑肌瘤的形态通常不规则，要在胸腔镜下完整剥除肿瘤、在狭窄的空间内缝合肌层，并确保不损伤食管黏膜，难度相当高；而食管黏膜一旦破裂，患者术后禁食时间较长，术后并发症的发

生风险也会显著增加。因此，以往这类手术通常需要开胸操作，创伤较大。

李鹤成教授团队创新性地将机器人手术系统的优势应用于食管平滑肌瘤的手术治疗。借助机器人辅助外科手术系统，医生可以在放大的 3D 视野下进行操作，更易分辨及保护食管黏膜，机器人灵活的手臂也适合在狭小空间内完成肌层缝合，避免了巨创手术及食管切除。"迄今为止，我科已经完成机器人辅助食管平滑肌瘤剥除术 20 余例，平均术中出血量不足 90 毫升，患者术后 1 天即可进食，术后平均住院天数仅 4 天。"李鹤成教授介绍。

通过多项临床研究证实机器人手术安全、有效

李鹤成教授团队率先通过多项回顾性及前瞻性临床研究，证明机器人辅助肺癌根治术安全、有效，并具有出血更少、淋巴结清扫更充分等优点。

该团队进行的回顾性研究，分析了接受微创肺叶或肺段切除术的非小细胞肺癌患者的临床资料，对接受机器人手术和胸腔镜手术的两组患者围术期的死亡率、并发症发生率及短期疗效等指标进行了统计，以评价两种手术方式的安全性及有效性。结果显示，机器人辅助肺癌根治术和胸腔镜肺癌根治术对肺癌患者均安全、有效，围术期并发症发生率及死亡率相当，而机器人手术能更有效地减少术中出血及完成淋巴结清扫。

在回顾性研究的基础上，项目团队又在国内率先开展了前瞻性研究。初期研究结果表明，机器人手术组与胸腔镜手术组围术期并发症的发生率和死亡率相当，而前者对淋巴结的清扫显著优于后者，提示机器人手术可能对患者具有潜在的远期获益。

建立手术规范，让更多患者获益

为了让更多胸部肿瘤患者在机器人手术中获益，李鹤成教授团队制定了机器人辅助胸部肿瘤手术规范，并出版了《瑞金胸外机器人手术学》和 *Robotic Thoracic Surgery: Ruijin Hospital Experience* 两本专著，建立了机器人辅助胸部肿瘤手术培训体系，开通了相关培训网站和网络远程直播培训系统，相关技术已在国内二十余家三甲医院得到应用。

14

从"保命"到"保功能"，
为喉癌患者带来"声"的希望

撰稿 黄慧 张磊

【项目名称】功能保全性喉癌规范化治疗的基础与临床研究及推广应用
【奖项】2018 年度上海市科技进步奖三等奖
【主要完成单位】复旦大学附属眼耳鼻喉科医院
【主要完成人】周梁 陶磊 吴春萍 谢明 陈慧 高春丽 龚洪立

专家简介

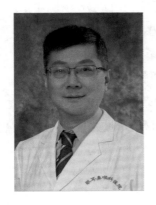

周梁

复旦大学上海医学院耳鼻喉科学系主任，复旦
大学附属眼耳鼻喉科医院头颈外科主任、教授、主
任医师、博士生导师，中国抗癌协会头颈肿瘤外科
专业委员会副主任委员。擅长喉癌、下咽癌、口咽癌、
甲状腺肿瘤、腮腺肿瘤、鼻腔鼻窦肿瘤，以及颈部
各种良恶性肿瘤的诊断与治疗。

  扫描二维码，观看视频

　　过去，喉癌的治疗理念以"保命"为主，力争把肿瘤切得干净、
彻底。近年来，喉癌的治疗理念逐渐由"保命"转变为"保功能"。

喉癌是常见的头颈部恶性肿瘤。过去，喉癌的治疗目标以最大限度地延长患者生命为主，大多数患者需要接受全喉切除术，术后丧失发音功能，生活质量差。

为提高喉癌的疗效和"保喉"率，复旦大学附属眼耳鼻喉科医院周梁教授团队对 2010 — 2015 年在该院接受手术治疗的约 2000 例喉癌患者、500 例下咽癌患者的治疗及随访记录进行了回顾性研究，在综合评估疗效、生存率、术后生活质量满意度等指标的基础上，总结了一套具有中国特色、以"保功能"为目标的喉癌规范化治疗策略，并凭借"功能保全性喉癌规范化治疗的基础与临床研究及推广应用"项目获评 2018 年上海市科技进步奖三等奖。

那么，什么是喉癌？喉癌的主要治疗方法是什么？哪些患者可以"保喉"，哪些不能？"保喉"会影响喉癌患者的长期生存率吗？喉癌治疗的"中国特色"主要体现在哪些方面？且听专家分析。

从"保命"到"保功能"："失声"不再是喉癌患者的噩梦

喉癌是发生于喉部的肿瘤，根据肿瘤生长的部位，可以分为声门型、声门上型和声门下型三种。喉癌的发病率约为 2/10 万，北方地区的发病率高于南方地区，90% 以上的患者是男性。喉癌的高发年龄段是 50 ～ 70 岁，近年来有年轻化的趋势。吸烟和饮酒是喉癌最明确的危险因素，大多数喉癌患者有长期吸烟史，长期饮烈性酒者患喉癌的风险也会大大增加。

数十年来，随着医疗技术的不断提高、治疗药物的不断推陈出新，喉癌的疗效不断提升，早期喉癌患者的五年生存率已达 90% 左右，即便是中晚期喉癌患者，通过个体化综合治疗，其五年生存率也可达 60% ～ 70%。与此同时，喉癌的治疗理念也发生了巨大变化。

"过去，喉癌的治疗理念以'保命'为主，力争把肿瘤切得干净、彻底，对患者术后生活质量的关注度不高。近年来，随着医疗水平的不断提高，以及患者保喉意愿的不断增强，喉癌的治疗理念逐渐由'保命'转变为'保功能'。"周梁教授介绍说，"2000 年，复旦大学附属眼耳鼻喉科医院喉癌患者全喉切除的比例为 80% 左右；但到了 2019 年，喉癌患者的保喉率已达到 70%。"

相隔不到 20 年，喉癌患者的保喉率从 20% 跃升为 70%，这一巨大变化背后的原因是什么？周梁教授告诉记者，喉癌早诊、早治率的提高，治疗理念的更新，以及功能保全性喉癌规范化治疗的普及，是近年来喉癌患者"保喉"率得以大幅提升的主要原因。

早诊、早治：为"保喉"奠定基础

对恶性肿瘤患者而言，早诊、早治是改善预后的最有效方法，喉癌同样如此。周梁教授表示，在该院就诊的喉癌患者中，早期喉癌的比例越来越高。过去，不少喉癌患者往往在出现了呼吸困难、吞咽困难、颈部肿块等明显症状时才去医院就诊，确诊时病情已处于中晚期，不仅治疗难度大增、保喉可能性降低，疗效也不尽如人意。近年来，随着人们自我保健意识的增强、科普宣传的不断深入，不少患者在出现声音嘶哑、咽部不适等早期症状时，就会主动去医院就诊。实际上，诊断喉癌并不困难，医生通过喉镜即可初步判断。

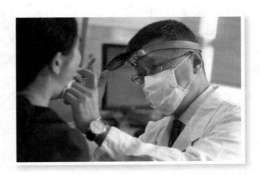

▲ 周梁教授为患者做检查

规范化综合治疗：为"保喉"创造条件

对大多数喉癌患者而言，手术治疗依然是有望根治疾病的主要手段。喉癌的外科治疗已有一百多年的历史，手术方式包括喉部分切除术和全喉切除术。

近年来，随着头颈外科技术的发展，在确保根治肿瘤的基础上，最大限度保留喉的正常发音和吞咽功能的"功能保全性喉癌手术"逐渐在临床普及，使许多经过选择的患者获得了满意疗效。对于部分局部晚期喉癌和下咽癌患者而言，通过有效的个体化综合治疗手段，如放疗、化疗、新辅助化疗等，也有望保留喉功能。周梁教授团队正是该领域的先行者和引领者。

❶ 创新手术方式，变"不能"为"可能"

以声门型喉癌为例，对于累及双侧声带的患者而言，"保留喉功能"曾经一度是"不可能完成的任务"。1990 年，从法国学成回国的周梁教授在国内率先成功完成"环状软骨上喉部分切除术"，并大胆对经典术式进行了改良。经过数十年的临床应用，该术式已经使大量累及双侧声带的喉癌患者得以保喉。

"环状软骨上喉部分切除术需要完整切除甲状软骨、两侧声带、室带，保留环状软骨和杓状软骨，其优势在于既能完整切除肿瘤，又可保留喉的发声、呼吸、吞咽三大功能，且不需要永久性气管造瘘，能最大限度地改善患者术后的生活质量。"周梁教授告诉记者，"近年来，环状软骨上喉部分喉切除术在国内被逐渐推广和应用，使部分过去无法'保喉'的声门癌和双侧声带癌患者得以在肿瘤被完整切除的基础上'保喉'。"

❷ 综合治疗，变"全切"为"部分切"

对中晚期喉癌患者而言，传统的手术方式为全喉切除术。随着医学界对喉癌局部扩展规律的进一步了解，以及喉外科手术技术的进步，部分原本需要做全喉切除术的中晚期喉癌患者可以通过放疗联合化疗的方法保留喉功能，或者通过诱导化疗（术前化疗），使原本无法切除的病灶变为"可切除"，使原本无法"保喉"的病灶变为可"保喉"。"当然，对于病变广泛或者治疗前已经有喉功能严重受损的患者来说，全喉切除术依然是提高生存率的较好选择。"周梁教授提醒道。

❸ 多学科团队，为患者制定最优治疗方案

近年来，多学科团队（MDT）模式已成为公认的肿瘤诊疗的最佳选择。周梁教授表示，复旦大学附属眼耳鼻喉科医院早在 2005 年即构建了由耳鼻喉科、放疗科、肿瘤团队、放射科、病理科等多学科专家组成的喉癌 MDT 诊疗模式，开设 MDT 联合门诊，多学科专家共同讨论、各抒己见，为中晚期喉癌患者制定最合适的个体化综合治疗方案，避免了单一学科治疗的局限性，使疗效得到进一步提升。

保喉与否，病情"说了算"

部分喉癌患者担心，"保喉"手术没有全喉切除术保险，万一"切不干净"，肿瘤容易复发、转移，得不偿失。对此，周梁教授解释道："大量临床研究证实，只要合理掌握手术适应证，喉部分切除术与全喉切除术的疗效相当，无论是术后复发、转移率，还是长期生存率，均没有显著差异。当然，确保疗效的重要前提是，严格把握手术适应证，'能保则保，不能保也别强求'。对喉癌患者而言，'保喉'与否、治疗方案怎么定，均应听取专业医生的意见。"

编写"中国特色"诊疗指南

周梁教授告诉记者，在许多欧美国家，喉癌的治疗模式已经从过去的以手术为主，转变为现在的以放化疗为主，外科手术只在对上述治疗不敏感、治疗后残留或复发的患者中进行挽救性治疗。不过值得注意的是，美国有研究曾比较了 1983—1985 年和 1992—1999 年 24 种恶性肿瘤的 5 年生存率，发现其中 23 种恶性肿瘤的 5 年生存率均有所提高，唯独喉癌的 5 年生存率从 68.1% 降至 64.7%，认为这可能与接受放化疗的患者选择不合适和发生复发后未能采取合适的挽救性治疗有关。

作为《中国临床肿瘤学会（CSCO）头颈部肿瘤诊疗指南》的执笔者，周梁教授表示，当前我国喉癌的治疗模式仍是以手术为主的综合治疗模式，这是基于中国国情确定的。根治肿瘤和提高生存率是当前必须优先考虑的问题，而在保证生存率的前提下保留喉功能，更符合中国患者的需求和预期。

|15|

重视更年期管理，防治子宫内膜癌

撰稿 王丽云

【项目名称】基于围绝经期规范管理的子宫内膜癌防治技术与应用
【奖项】2018 年度上海市科技进步奖三等奖
【主要完成单位】上海交通大学附属第六人民医院
【主要完成人】滕银成 陶敏芳 艾志宏 王娟 徐妍力 金凤 孙东梅

---- 专家简介 ----

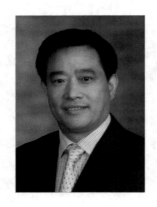

滕银成

上海交通大学附属第六人民医院妇产科主任、危重孕产妇会诊抢救中心主任、生殖医学中心主任、主任医师、教授、博士生导师，上海交通大学医学院妇产科学系副主任，中国医师协会妇产科医师分会委员，上海市医学会妇产科专科分会副主任委员。擅长妇科恶性肿瘤的治疗、盆底修复与重建，以及产科并发症和合并症的处理等。

扫描二维码，观看视频

补充雌激素是解决绝经相关问题的有效措施，同时补充孕激素可以保护子宫内膜，预防子宫内膜癌。

近年来，由于生活水平提高、人口老龄化等因素的影响，我国子宫内膜癌的发病率呈显著上升趋势。更年期（围绝经期）是防治子宫内膜癌的关键时期，在更年期进行科学有效的干预，可以预防子宫内膜癌，或延缓其发生和发展。上海交通大学附属第六人民医院妇产科主任滕银成教授团队以围绝经期规范管理及子宫内膜癌综合防治为中心，经过十年的临床和基础研究，建立了系统的子宫内膜癌防治体系。在2018年上海市科技进步奖榜单上，滕银成教授领衔团队完成的"基于围绝经期规范管理的子宫内膜癌防治技术与应用"获得三等奖。

更年期，绝经相关问题高发

所谓更年期（围绝经期），是指自出现与绝经有关的内分泌、生物学和临床特征起，至绝经后一年的时间段，也就是女性卵巢功能下降，逐步从生育期过渡到无生育能力的时期。

在此阶段，女性体内孕激素、雌激素分泌开始减少，身体、心理都可能出现一系列问题。比如：出现月经紊乱、潮热、全身酸痛、阴道干涩、性欲下降、皮肤衰老、乳房萎缩、肥胖等；情绪可能变得不稳定，抑郁，易激动，容易失眠；高血压、糖尿病、血脂异常、骨质疏松、关节酸痛"接踵而来"。

绝经相关问题的"核心"是卵巢功能衰退造成的雌激素缺乏。治疗更年期综合征，补充雌激素是重要方法。遗憾的是，直到现在，我国规范接受绝经激素治疗的女性依然很少。究其原因，一方面是公众对这种治疗手段不了解、不熟悉，另一方面是更年期女性对绝经激素治疗的安全性有所顾虑。

系统阐述更年期综合征现患率及特征

为分析绝经相关问题的现患率及其特征，为临床防治提供依据，滕银成教授团队采用相关量表对40～65岁的更年期专病门诊人群和社区人群进行了评估。结果发现，这两类人群的更年期综合征现患率分别为91%和67.2%，社区人群的现患率与国外报道接近，专病门诊人群的现患率高于社区人群。该结果为医疗机构开展更年期综合征防治提供了依据。

同时，该调查获得了上海女性发生率前5位的更年期综合征症状，分别为：疲乏、骨关节痛、失眠、潮热出汗、情绪波动。该研究结果有别于以潮热出汗为主的国外研究结果。此外，调查还发现，年龄、绝经状态等因素均可影响更年期综合征症状；曾接受过妇科手术的患者，更年期综合征发生率及严重程度均有升高。

更年期综合征症状多样，患者就医行为差异大。滕银成教授团队的调查显示：潮热、失眠、骨关节痛、情绪障碍及心悸是更年期女性就诊的主要原因；仅2.1%的更年期女性正在或曾经接受绝经激素治疗，显著低于西方发达国家的40%。

此外，更年期综合征的临床诊断主观性强，且不能区分严重程度，采用量表评估是国际通用做法，但相关量表较多，临床使用较为随意。针对这种情况，滕银成教授团队对常用的改良kupperman评分（KMI）和绝经症状评分（MRS）进行了相关性研究。研究发现，两者均能体现绝经症状的程度，差异在于：KMI更倾向于客观症状，如果想反映客观症状，可首选KMI；如果想了解患者的感受，则宜选择MRS。这一研究首次为临床选择围绝经期管理工具提供了依据，有利于绝经激素治疗的评价和随访。

子宫内膜癌与更年期关系密切

除更年期综合征外，更年期女性患生殖系统恶性肿瘤的概率也明显升高。在妇科三大恶性肿瘤（宫颈癌、子宫内膜癌、卵巢癌等）中，子宫内膜癌的发病率位列第二，占20%～30%；在上海、北京等地区，其发病率已跃居首位。

子宫内膜癌可分为两类：一类是雌激素依赖型，子宫内膜在无孕激素拮抗的雌激素长期作用下发生病变，大部分为子宫内膜样腺癌，预后较好，

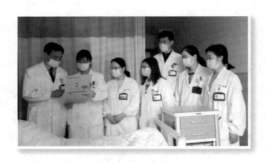

▲ 滕银成教授团队在查房

患者常伴有肥胖、高血压、糖尿病、不孕不育及绝经延迟；另一类是非雌激素依赖型，发病与雌激素无明确关系，包括浆液性癌、透明细胞癌等，较少见，恶性程度高，预后不良。

适时干预，预防子宫内膜癌

存在更年期综合征的女性，补充雌激素是解决问题的有效措施，同时补充孕激素可以保护子宫内膜，预防子宫内膜癌。

其实，中年女性在出现雌激素下降引起的更年期综合征之前，主要的病理生理特征是排卵障碍或无排卵，没有黄体形成，孕激素分泌水平大幅下降。在无孕激素对抗的情况下，雌激素作用引起子宫内膜增生，导致月经失调，表现为月经周期延长或缩短、月经量减少或增多、不规则阴道流血等。这些月经失调现象的出现，在排除其他原因的情况下，常常代表女性进入绝经过渡期（绝经前 8 年）。滕银成教授提醒，中年女性发生月经失调后应及时就诊，特别是在出现子宫异常出血的情况下，需要根据具体情况进行以孕激素为主的治疗，或刮宫止血并进行子宫内膜活检，排除子宫内膜癌及癌前病变。

孕激素，子宫内膜癌内分泌治疗的"主角"

子宫内膜癌的治疗方法包括手术、放疗、化疗、内分泌治疗等，手术切除子宫和双侧卵巢及输卵管是主要方法。有生育要求的早期子宫内膜样腺癌患者，晚期、复发子宫内膜癌患者，以及有严重合并症等不能耐受手术等治疗的患者，可以接受内分泌治疗。内分泌治疗主要使用孕激素，但孕激素耐药的现象比较普遍，严重影响治疗效果。

系统研究孕激素治疗作用及耐药机制

为提高子宫内膜癌的内分泌治疗效果，滕银成教授团队研究了孕激素在防治子宫内膜癌中的作用及孕激素耐药的相关机制。

表皮生长因子受体（EGFR）可介导细胞的生长、增殖、分化、黏附、移动、存活及内环境稳定等生命现象。滕银成教授团队研究发现：EGFR

过表达可以诱导子宫内膜癌细胞发生孕激素耐药，使其对孕激素的敏感性降低；EGFR 抑制剂可以阻断相关信号通路的激活，逆转孕激素耐药。这一发现为提高子宫内膜癌的内分泌治疗效果奠定了基础。

他们的研究还发现：EGFR 过表达通过改变子宫内膜癌细胞的形态和生物学行为，使子宫内膜癌细胞的侵袭能力增强；抑制 EGFR 可以降低其侵袭、转移能力。这一研究为提高子宫内膜癌晚期、复发患者的治疗效果提供了新的靶点。

发现代谢综合征与子宫内膜癌有关

代谢综合征是一组以肥胖（尤其是腹型肥胖）、高血糖（糖尿病或糖调节受损，胰岛素抵抗，高胰岛素血症）、血脂异常、高血压等聚集发病的临床症候群。在更年期女性及子宫内膜癌患者中，代谢综合征发生率较高。

滕银成教授团队通过研究发现，胆固醇合成酶 DHCR24 在子宫内膜癌组织中高表达，且与临床分期、组织分级、血管浸润、淋巴转移及不良预后密切相关；高水平胰岛素可诱导胆固醇合成酶 DHCR24，加重孕激素抵抗和子宫内膜癌的侵袭；抑制 DHCR24，可增加孕激素治疗的敏感性，抑制子宫内膜癌的转移。这一发现为临床防治子宫内膜癌提供了新的思路。

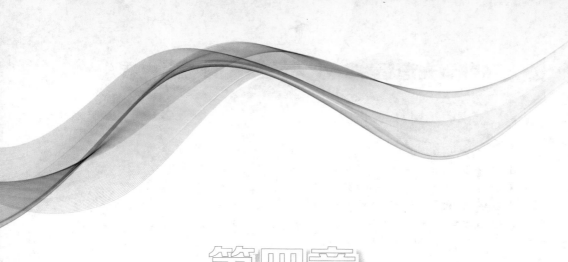

第四章

眼科创新

|1|

飞秒激光透镜术：小"透镜"的"大世界"

撰稿 黄蕙 张磊

【项目名称】飞秒激光透镜术关键技术研究
【奖项】2017 年度上海市科技进步奖二等奖
【主要完成单位】复旦大学附属眼耳鼻喉科医院
【主要完成人】周行涛 李美燕 赵婧 王晓瑛 沈阳 赵宇 缪华茂 姚佩君
钱宜珊 田蜜陆

---- |专|家|简|介| ----

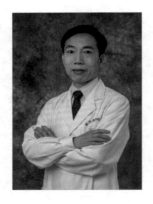

周行涛

复旦大学附属眼耳鼻喉科医院院长、教授、主任医师、博士生导师，上海市眼视光学研究中心主任，亚太近视眼协会学术秘书，中国微循环学会眼专业委员会屈光学组副主任委员。擅长近视眼矫正手术（全区 SMILE）、超高度近视屈光晶体植入术（ICLV4C），以及圆锥角膜表面镜联合交联、层间镜联合交联手术，等等。

扫描二维码，观看视频

不止"取出"，还有"植入"。小透镜在治疗近视、角膜病中发挥着巨大作用与潜力。

在过去的三十多年里，激光近视手术在我国广泛应用，让无数近视患者得以摆脱眼镜，获得清晰视觉。复旦大学附属眼耳鼻喉科医院眼科周行涛教授深耕激光近视手术数十年，近年来专注于飞秒激光近视眼手术的相关研究和技术创新，在不断提升手术技术的同时，还为角膜疾病患者的治疗开辟了新思路。由其领衔完成的"飞秒激光透镜术关键技术研究与应用"荣获 2017 年度上海市科技进步奖二等奖。激光是如何治疗近视的？飞秒激光透镜术是怎么回事？它与角膜病的治疗有什么关系？且听专家分析。

认识激光近视手术

近视是由于眼轴过长或角膜曲率过大，导致外界光线无法聚焦于视网膜而引起的。激光治疗近视的基本原理是：利用激光切削部分角膜，使角膜变平，以达到矫正近视的目的。自 20 世纪 90 年代我国开展激光近视手术以来，该手术大致经历了以下几个阶段：准分子激光角膜切削术（PRK）、准分子激光原位角膜磨镶术（LASIK）、准分子激光上皮下角膜磨镶术（LASEK）、飞秒 - LASIK 手术（半飞秒手术）和飞秒激光小切口透镜取出术（全飞秒手术，SMILE）。

PRK 手术需要去除角膜上皮，然后用准分子激光切削，矫正近视度数，几天后角膜上皮再生复原。LASIK 手术保留角膜上皮，但需要用刀在角膜上制作一个角膜瓣，随后掀开角膜瓣，用激光切削，最后将角膜瓣复位。LASEK 手术用 20% 的乙醇制作角膜瓣，不需用刀制作角膜瓣，创伤更小。飞秒 - LASIK 手术用飞秒激光制作角膜瓣，相比 LASIK 手术，其角膜瓣更薄、更均匀，然后用准分子激光进行切削。SMILE 手术无须制作角膜瓣，按照预设参数在角膜层间实施两次不同深度的激光扫描，分离出一层角膜组织（相当于一个 3D 组织透镜），再将其从 2 毫米的小切口取出，更微创、更安全。

率先"试刀"SMILE手术，"手动"开启"全飞秒无瓣"时代

2010 年 5 月周行涛教授完成中国第一例飞秒激光透镜切除（FLEx）术。该手术通过飞秒激光制作并取出 3D 透镜组织治疗近视，不再需要用

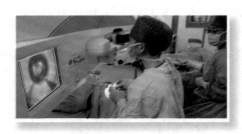

▲ 周行涛教授在手术中

准分子激光进行角膜切削，标志着我国激光近视手术正式进入"全飞秒"时代。

虽然FLEx术是飞秒激光在屈光手术中的创新性应用，但为了顺利取出"透镜"，医生仍然需要制作角膜瓣，与飞秒－LASIK手术相比并无明显优势，仍存在角膜瓣相关并发症的发生风险。于是，学者们更关注用飞秒激光完成"无瓣"的屈光手术——小切口透镜切除（SMILE）术。这种手术无须制作角膜瓣，只要在角膜边缘制作一个约2毫米的切口，再用显微镊将透镜取出即可。

"我们2010年率先在国内开展SMILE手术，由于当时我国还没有引进'切边'软件，角膜上这个2毫米的小切口必须靠'手工'完成，不能有丝毫偏差，压力可想而知。"周行涛教授介绍。

凭借娴熟的手术技术和敢拼敢闯的精神，周行涛教授在没有"切边"软件的情况下，成功完成了数百例SMILE手术。2011年8月以后，随着"切边"软件被引入国内，SMILE手术得以在全国普及。"十年来，我们已经完成SMILE手术10万余台，是全世界完成SMILE手术最多的医院。"周行涛教授说道。

"透镜"再利用："变废为宝"开辟角膜病治疗新天地

"我们医院每年开展大量SMILE手术，也意味着有大量透镜留存，如果将这些角膜组织直接废弃，是十分可惜的。是否能将他们'变废为宝'，用于治疗角膜病患者呢？"这是周行涛教授团队一直在思考的问题。于是，他们先后用兔子和猴子做实验，证实将取出的透镜组织植入病变的角膜组织内，有助于改善实验动物的角膜。之后，他们尝试将这一创新技术应用于圆锥角膜等角膜病患者，取得良好疗效。

圆锥角膜多于青春期发病，患者的角膜中央变薄，前凸膨出呈锥形，病情严重者须进行角膜移植。角膜胶原交联术是一种能够增强角膜机械强度、延缓病情进展的方法，但要求患者的角膜基质厚度在 400 微米以上。这一"硬指标"将很多角膜厚度不够的患者"挡在了手术室外"。周行涛教授团队大胆创新，将从 SMILE 手术中获得的角膜组织植入患者的角膜基质中，以增加其角膜厚度，使患者有条件接受角膜胶原交联术，同时能改善角膜形态，延缓病情进展。

除圆锥角膜外，颗粒状角膜营养不良患者的处境也因该技术的出现而有了转机。颗粒状角膜营养不良为常染色体显性遗传病，患者的角膜上可出现灰白色斑点，进而形成弥漫性混浊，严重影响视力。为改善视力，患者常需通过准分子激光治疗性角膜切削术（PTK 手术），将角膜表面的病灶削除。由于该方法"治标不治本"，患者往往需要进行多次 PTK 手术，角膜越"削"越薄，最终陷入"无计可施"的困境。如今，通过植入适当厚度的透镜组织（将透镜置于患者角膜基质床上），不仅提升了患者视力，还能改善其角膜表面的规则性，推迟角膜移植的时间。

"拆东墙、补西墙"，近视、远视"齐搞定"

针对一眼近视、一眼远视，且度数相近的患者，周行涛教授团队创新性地采用"拆东墙、补西墙"的方法，先通过 SMILE 手术，从近视眼中取出"透镜"，再将其植入远视眼角膜基质层间的"基质袋"中，可谓"一举两得"。

专家感言

希望手术"越做越好"，更希望"越做越少"

经过数十年的发展，激光近视手术技术不断提高，创伤越来越小，效果和安全性也越来越好。然而，周行涛教授却认为，近视手术越做越多，并不值得称道，因为从近视防治的思路出发，"防"更重要。为做好儿童和青少年的近视防控工作，周行涛教授带领团队建立了上海市儿童和青少年屈光发育检测档案，与上海市闵行区卫健委、教委等联合推进近视防控的"闵行模式"，成立全国近视防控志愿者联盟，主编《近视防治：还近视眼一个微笑》等科普图书。

2

为先天性晶状体疾病患儿开创新"视"界

撰稿 张磊

【项目名称】先天性晶状体疾病的微创治疗
【奖项】2017 年度上海市科技进步奖二等奖
【主要完成单位】复旦大学附属眼耳鼻喉科医院
【主要完成人】卢奕 罗怡 蒋永祥 竺向佳 杨晋 季樱红 郑天玉 邱晓顿
        李丹 荣先芳

---- 专家简介 ----

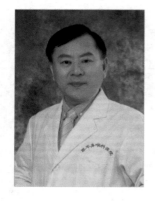

卢奕

复旦大学附属眼耳鼻喉科医院眼科研究院院长、眼科主任、主任医师、教授、博士生导师，中华医学会眼科学分会白内障与人工晶状体学组副组长，上海市医学会眼科学专科分会副主任委员。主要从事眼科白内障及晶状体疾病的基础和临床研究，擅长白内障超声乳化及复杂性人工晶状体植入手术。

  扫描二维码，观看视频

微创技术的进步，为先天性晶状体疾病的治疗带来了质的飞跃，让许多原本只能去盲童学校的孩子，拥有了正常上学的机会。

人们常用"清澈明亮""纯净透明"来形容孩子的眼睛。然而，有一些孩子却没那么幸运，生来没有透亮双眸，更难拥有正常视力，他们是患有先天性晶状体疾病的孩子。若得不到及时治疗，严重者可能造成终身失明。复旦大学附属眼耳鼻喉科医院眼科卢奕教授团队深耕先天性晶状体疾病领域多年，攻克重重难关，让大量原本只能去盲童学校学习的孩子有了正常上学的机会。在2017年度上海市科学技术奖榜单上，卢奕教授领衔的"先天性晶状体疾病的微创治疗"项目荣获科技进步奖二等奖。

先天性晶状体疾病包括先天性白内障与先天性晶状体半脱位，是导致儿童低视力和失明的常见眼科疾病之一，占儿童失明原因的50%以上。外科手术是治疗先天性晶状体疾病的主要方法。随着眼显微手术技术和手术方式的不断创新与改进，微创技术被广泛应用于先天性白内障、先天性晶状体半脱位等疾病的治疗，获得了越来越好的治疗效果。

创新手术方式，为先天性白内障患儿"抢占治疗先机"

说起白内障，大多数人只知道这是一种"老年病"，却不知婴幼儿也会患病。先天性白内障占先天性晶状体疾病的90%以上，可仅表现为单眼或双眼晶状体混浊，也可伴发其他眼部异常（如小眼球、小角膜、虹膜缺损、前房角发育异常、眼底发育异常等）。与老年性白内障的治疗技术十分成熟、预后近乎完美相比，先天性白内障的治疗难度高，患儿预后不尽如人意，常面临三大难题：手术创伤大、后发性白内障发生率高达95%、人工晶状体植入过晚影响视觉发育。

20多年前，卢奕教授在国内率先采用白内障超声乳化及后囊膜切开＋前段玻璃体切割技术治疗先天性白内障患儿。借助微创技术，手术切口仅为2.6毫米，显著减少了手术对眼内结构的破坏和干扰。

解决了这一难题后，卢奕教授转而攻克"后发性白内障"这一难点。"后发性白内障是先天性白内障术后最常见的并发症。主要是由于儿童晶状体上皮细胞增殖能力强，术后炎性反应重，晶状体上皮细胞便会沿着后囊膜及玻璃体前界膜迅速生长，使其逐渐浑浊，且易与人工晶状体粘连。"以往，由于"后发障"发生率高，患儿植入人工晶状体的时间被迫推迟，一般是等孩子长到 2～3 岁，再进行人工晶状体植入术。然而，人工晶状体越早植入，对患儿的视力发育越有益。在人工晶状体植入前，患儿必须佩戴眼镜，不仅影响视觉发育，生活质量也大打折扣。

为实现人工晶状体的早期植入，卢奕教授在国内率先应用前段玻璃体切割微创技术，通过阻断晶状体上皮细胞的生长"道路"，人为地为人工晶状体与玻璃体之间"留"空隙，使"后发障"的发生率由过去的 95% 降至 5%。基于该技术的应用，大多数先天性白内障患儿可在 1 岁以内完成人工晶状体植入手术。

专家提醒

及早察觉先天性白内障的异常症状

先天性白内障有完全性与不完全性之分。

完全性先天性白内障患儿瞳孔呈白色或灰白色（白瞳症），在手电筒照射下更清晰。而不完全性先天性白内障患儿症状隐匿，家长若发现孩子出现斜视、畏光或追光能力不佳等，应提高警惕，尽早带孩子至眼科进行检查。

"取晶保囊"，提升先天性晶状体半脱位手术疗效

先天性晶状体半脱位是悬韧带先天发育不良或松弛导致的一类疾病。除影响视力外，先天性晶状体半脱位患儿还可发生严重的眼部并发症，如葡萄膜炎、继发性青光眼、视网膜脱离等。

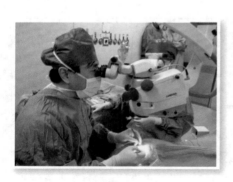

▲ 卢奕教授在手术中

手术是治疗先天性晶状体半脱位的主要方法。以尽可能小的手术创伤获得长期稳定的预后，对患儿至关重要。

如果把晶状体比作果实，那么晶状体囊袋就是其外壳。常规手术治疗是将脱位的晶状体连同囊袋一起摘除，然后植入人工晶状体。患

儿术后易发生眼内炎、视网膜病变等并发症。卢奕教授应用 Cionni 改良囊袋张力环（MCTR）使晶状体的"外壳"得以保留并被良好地固定，在此基础上再植入人工晶状体。"晶状体囊袋的保留，使得术中及术后眼后节并发症的发生率明显降低，植入的人工晶状体更稳定，提升了手术效果，患儿术后的视觉体验也变得更好。"卢奕教授介绍。

术后全方位管理：要让孩子"看得见"，更要"看得清"

对先天性晶状体疾病患儿而言，手术只是治疗的第一步。由于术前的视觉剥夺，几乎所有患儿都有不同程度的弱视。要想恢复视力，患儿必须进行长期的双眼视功能训练。因此，治疗先天性晶状体疾病可以说是一场由"家长、验光师、眼科医生"共同参与的"持久战"。

为使每一位患儿都能接受规范、全程的治疗，卢奕教授牵头成立了专业随访治疗团队，为先天性晶状体疾病患儿开设专科门诊、验光绿色通道，并由专人进行病例随访跟踪。2018 年 7 月，复旦大学附属眼耳鼻喉科医院正式成立了由白内障与晶状体疾病学科组医生、先天性白内障患儿家长及志愿者组成的"先白宝宝之家"俱乐部。如今，俱乐部成员已超3000 人。

未来：先天性晶状体疾病预防关口有望前移

在先天性晶状体疾病的众多致病因素中，遗传因素占首要地位。卢奕教授告诉记者，随着高通量测序等技术的应用，越来越多与先天性晶状体疾病相关的基因突变位点被发现。不久的将来，或许能通过孕前、产前基因诊断技术，将先天性晶状体疾病"消灭"在萌芽状态。

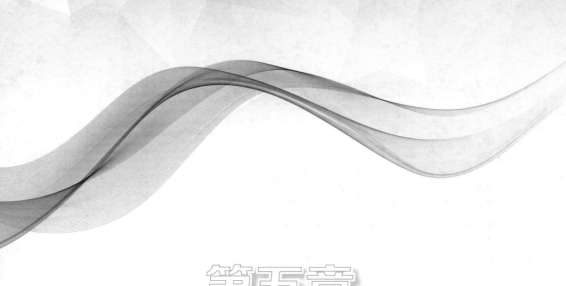

第五章

影像医学创新

1

影像医学新技术，助力肿瘤无创、精准诊治

撰稿 莫丹丹 黄蕙

【项目名称】影像引导肿瘤无创诊治的技术创新与临床应用
【奖项】2017 年度上海市科技进步奖一等奖
【主要完成单位】上海交通大学附属第一人民医院
【主要完成人】王悍 沈国峰 史向阳 张贵祥 何丹农 乔杉 沈明武 郑林丰
　　　　　　　李康安 陈静文 王夕富 许艳红 唐纳 尹桂林

专 家 简 介

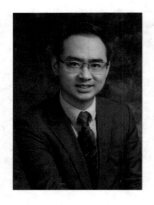

王悍

　　上海交通大学附属第一人民医院副院长、放射科主任、影像医学与核医学教研室主任、主任医师、教授、研究员、博士生导师，国家百千万人才工程入选者，中华医学会放射学分会分子影像学组副组长，上海市医师协会理事，上海市医学会放射科专科分会委员兼秘书。

扫描二维码，观看视频

　　在磁共振成像的监测下，用超声聚焦的能量消融肿瘤，既可以避免化疗和放疗的副作用，又可以使肿瘤的治疗更精准、更安全。

近年来，恶性肿瘤的发病率日益增高，给人类的健康带来严重威胁，也给患者带来巨大痛苦。如何在恶性肿瘤早期明确诊断、精准分期，从而进行精确干预？如何减少治疗的创伤和副作用，减轻患者的痛苦？这一直是肿瘤诊疗领域的研究热点和难点。

为提高肿瘤早期诊断及分期的准确率，探索无创、高效的肿瘤治疗方式，上海交通大学附属第一人民医院放射科王悍教授团队针对肿瘤分子与功能成像的关键技术和高强度聚焦超声的技术瓶颈开展研究，取得了多项国际领先的突破性成果，建立了肿瘤可视化无创诊断、治疗和疗效评估的新方案。由王悍教授领衔完成的"影像引导肿瘤无创诊治的技术创新与临床应用"项目荣获 2017 年度上海市科技进步奖一等奖。

如何提高恶性肿瘤早期诊断及分期的准确率？如何实现肿瘤的无创治疗？且听专家分析。

首创分子影像学探针，让肿瘤早期诊断更精准

早期诊断是及时采取针对性治疗的基础，直接关系到肿瘤的治疗和预后。传统的影像学方法难以发现早期肿瘤，也无法准确区分其良恶性，严重制约了肿瘤早期诊断的准确率。为探索一种无创而精准的肿瘤早期诊断方法，王悍教授团队与科研人员合作，创新性开发了一系列纳米层面的特异性分子影像学探针。这些探针可以特异地结合某种肿瘤的靶标或其表达的特异性蛋白标志物，在影像设备的检测下呈现特定信号，指示肿瘤的位置及良恶性。

比如，现在很多人在体检时发现肺部存在一些小结节。以往，医生主要通过胸部影像学检查（如胸部 CT 等）呈现的结节大小、形态等判断其良恶性。但这一诊断方法大多有赖于医生的经验，缺乏客观、统一的标准，准确率不够高。王悍教授团队着眼于这一难点，合成了一种含有金元素的纳米颗粒。这种纳米颗粒携带肺癌的靶向标志物（叶酸），其进入人体后，可以特异性地结合肺癌细胞高表达的叶酸受体，帮助医生确定肺小结节的性质。

这项诊断新技术不仅无创，还能将恶性肿瘤的早期诊断准确率从 71%

提高到 95%。"目前这项技术已经完成了动物实验，在国际上率先实现了肝癌和肺癌的靶向特异性成像诊断，希望能尽快应用于临床，造福更多肿瘤患者。"王悍教授表示。

率先应用高分辨率磁共振成像，让肿瘤分期更精准

在恶性肿瘤确诊后，还需要明确分期，以便采取针对性的治疗措施，判断预后。王悍教授团队率先将高分辨率磁共振成像应用于临床诊断，将肿瘤分期的准确率由 86% 提升至 97%。

比如，肿瘤侵犯的深度是目前结直肠癌的分期标准之一，依据分期采取不同的治疗方案：若肿瘤仅侵犯黏膜层，则为 1 期，此时进行外科手术效果最好；若肿瘤侵犯至固有肌层，则为 2 期，也可进行手术切除；若肿瘤穿透固有肌层到达浆膜层，则为 3 期，可能需要先通过化疗和放疗使肿瘤缩小，再行手术切除。高分辨率磁共振成像可将胃肠道的黏膜、固有肌层、浆膜等结构，以及周围的血管、淋巴结均清晰显示，帮助医生更直观、更高效地判断肿瘤的分期。目前，该技术已经在国内十几家医院推广应用。

原创磁共振引导无创消融技术，打破国外垄断

医疗技术的巨大进步已经使肿瘤的治疗从"巨创"迈向"微创"，而新兴的磁共振引导相控聚焦超声技术（MRI-pHIFU）则让人们看到了"无创"的曙光。

通过放大镜将太阳光会聚到一点后，聚焦的能量可点燃纸片。与这一原理类似，磁共振引导聚焦超声技术在磁共振成像的监测下，利用超声波聚焦产生的热效应，使肿瘤组织迅速升温至 65℃以上，仅几秒钟即可将其"烧死"，而周围正常组织不受影响，坏死的肿瘤组织可被人体吸收。

采用磁共振引导，可以提供比超声引导更高的分辨率，使医生在操作时可以看得更清楚，从而更精准、更放心地"烧死"肿瘤。比如，对于常见妇科疾病子宫肌瘤，尽管目前微创手术或腔镜治疗已能很大程度上减少创伤，但仍不可避免地会留下瘢痕。而无创治疗后，患者体表无瘢痕，可

保留良好的生育功能。

尽管这一技术具有诸多优点，但以往全球仅有一家公司可以提供相关设备，治疗费用很高。为让更多患者受益于这项治疗技术，王悍教授团队与上海交通大学生物医学工程学院沈国峰研究员团队合作，经过数年的不懈努力，在国内率先研发出具有自主知识产权的磁共振引导相控聚焦超声治疗技术，打破了国外的技术垄断。

相比于国外已有的技术，该团队研发的新一代磁共振引导相控型高强度聚焦超声治疗技术还取得了一些突破：应用的单束超声波能量更小，使肿瘤消融更精准；采用更精确的无损温控系统，能避免超声消融对病变周围正常组织的损伤，不仅进一步提升了超声消融的安全性，还提高了治疗的效率。比如，采用该技术治疗子宫肌瘤，消融时间通常仅为 1 小时左右，而对于超声吸收效率较高的病变（如骨肿瘤），一般 20 ～ 30 分钟即可完成一次治疗。"很多子宫肌瘤患者反馈，整个治疗过程就像做了一次腹部 B 超检查，没有想象中的疼痛。也有患者有类似痛经的感觉，但都能忍受。治疗后恢复得很快，第二天基本就可以恢复正常生活。"王悍教授告诉记者。此外，该技术还可与传统化疗、分子靶向治疗等相结合，提升肿瘤的综合治疗效果。

"随着相关设备的国产化，将有更多患者有机会接受这一治疗，且费用也将大幅降低。同时，随着该技术的进一步成熟，其治疗适应证也有望扩大，造福更多患者。"王悍教授表示。

2

多入路、多手段结合，提高门静脉高压疗效

撰稿 王丽云

【**项目名称**】介入治疗门脉高压技术体系的创建与推广
【**奖项**】2018 年度上海市科技进步奖三等奖
【**主要完成单位**】复旦大学附属中山医院
【**主要完成人**】颜志平 罗剑钧 王建华 龚高全 刘清欣 张雯 马婧嵚

---- 专家简介 ----

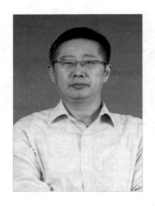

颜志平

　　复旦大学附属中山医院介入治疗科主任、主任医师、博士生导师，国家放射与治疗临床研究中心副主任，上海市影像医学研究所副所长，中国抗癌协会肿瘤介入学专业委员会候任主任委员，中国医师协会介入医师分会第三届委员会常委。擅长肿瘤及非肿瘤疾病、血管性疾病，尤其是门脉系统疾病的介入治疗。

  扫描二维码，观看视频

　　治疗门静脉高压类似于"大禹治水"，要有大局观，应"疏堵结合"，根据患者的实际情况，从多方面入手，采用多种手段，提高患者生活质量，延长患者生命。

门静脉高压是指门静脉系统血流压力升高引起的临床综合征，患者主要表现为食管胃底静脉曲张、脾肿大、脾功能亢进，可发生呕血、黑便、顽固性腹水、血小板和白细胞减少，常伴有蜘蛛痣、肝掌和肝功能不全。所有能造成门静脉血流障碍、血流量增加的原因均可引起门静脉高压，常见的有肝硬化、肝癌、门静脉血栓等。在我国，门静脉高压最常见于乙型肝炎后肝硬化患者。

门静脉高压可导致消化道出血，严重影响患者的生活质量，威胁生命。对肝癌患者而言，若肿瘤侵犯门静脉，形成门静脉癌栓，可进一步加重门静脉高压，使患者几乎失去外科手术切除机会，得不到有效治疗；对严重门静脉高压或顽固性腹水的患者，药物和内镜治疗效果往往也不理想。面对这些难题，复旦大学附属中山医院介入治疗科主任颜志平教授带领团队发扬介入微创优势，在国内首创多项新技术，多入路、多手段相结合，通过门静脉高压 MDT（多学科协作）平台，为门静脉高压患者制定个体化治疗方案；在国际上首创的血管腔内碘 -125 粒子条近程放射治疗门静脉癌栓技术被广泛应用于临床，取得了显著效果，大大延长了肝癌门静脉癌栓患者的生存期。颜志平教授领衔的"介入治疗门脉高压技术体系的创建与推广"项目荣获 2018 年度上海市科技进步奖三等奖。

治疗门静脉高压，要有"全局观"

导致门静脉高压的核心因素是肝硬化等肝内门静脉血液流出障碍，门静脉狭窄、癌栓、血栓等引起的门静脉血流入肝障碍，以及动脉 - 门静脉瘘等引起的血流量和压力增加。

颜志平教授认为，治疗门静脉高压类似于"大禹治水"，要有大局观，应"疏堵结合"，根据患者的实际情况，从多方面入手，采用多种手段综合施治，以达到降低门静脉压力的目的，进而提高患者的生活质量，延长患者生命。比如：采用封堵技术，预防或阻止食管胃底曲张静脉破裂出血；栓塞脾动脉，减少门静脉血液流入；植入门静脉支架，疏通门静脉血流；在门静脉和肝静脉之间建立血液分流道，方便门静脉血液流出；采用碘 -125 粒子条进行血管腔内近程放疗，抑制癌细胞在门静脉内长成新的"路障"；等等。

"碘-125粒子条"近程放射治疗：有效遏制门静脉癌栓

肝癌合并门静脉癌栓（PVTT）发病率高、预后差、外科手术机会少，可导致腹泻、呕血、黑便、腹水等门静脉高压相关症状，严重影响患者的生活质量，威胁生命。自 2000 年起，颜志平教授团队在国内率先开展支架植入联合经动脉化疗栓塞（TACE）技术，治疗肝癌合并门静脉主干癌栓。虽然植入支架可开通门静脉，恢复血流，对改善肝功能、缓解门静脉高压症状疗效显著，但对门静脉癌栓的抑制作用有限，癌栓还会继续生长，导致支架闭塞，威胁患者生命。

对肿瘤局部进行近程放疗，辐射剂量高，对周围正常组织影响小，被称为"精准放疗"。碘 -125（^{125}I）是临床上常用的近程放疗同位素之一，其半衰期长、生物利用度好、对周围正常组织影响小，疗效确切。为有效抑制门静脉癌栓、维持门静脉支架的通畅，颜志平教授于 2008 年首先提出"血管腔内近程放射治疗门静脉癌栓"的理念，研发设计了"植入性碘 -125 粒子条"应用于临床，并创新手术方式（利用双导丝技术植入门静脉支架及碘 -125 粒子条），优化手术流程，取得了显著疗效。经临床观察，该疗法创伤小，患者恢复快，可缩短患者住院天数，延长患者生命。

后来，颜志平教授将该项技术应用于门静脉分支癌栓及广泛癌栓患者的治疗，也取得了较好的疗效。他说，碘 -125 粒子条就像龙卷风，所到之处"片甲不留"，可有效阻止癌细胞"蔓延"，抑制门静脉癌栓的形成。

经同行专家鉴定，"血管腔内植入碘 -125 粒子条近程放射治疗门静脉癌栓"技术达国际领先水平，并被纳入《原发性肝癌诊疗规范》（2017 及 2019 年版）、《肝细胞癌合并门静脉癌栓多学科诊治中国专家共识》（2016 及 2018 年版）、《2016 年原发性肝癌放疗共识》等。

优化策略、多入路置管、多手段结合，提高介入疗效

对肝硬化、门静脉血栓等非肿瘤所致的门静脉高压患者而言，门静脉高压及其并发症——食管胃底静脉曲张、破裂出血（呕血、黑便）及腹水等，严重影响生活质量，甚至导致死亡。为了减少创伤、提高疗效，颜志平教授团队结合中国人乙肝所致肝硬化的解剖特点，在国内率先开展经超

声引导下的"经皮肝穿刺逆行门腔分流""直接肝内门腔分流""经皮肝穿刺辅助门腔分流",优化手术方式和手术流程,多手段相结合,提高了介入手术的成功率,疗效显著,达国际先进水平。

❶ "不走寻常路",优化介入治疗策略

经颈静脉肝内门体静脉内支架分流术(TIPS)是介入治疗门静脉高压的传统术式,方法为:在DSA(数字减影血管造影)引导下,导管从颈静脉进入,到达肝脏,在门静脉与肝静脉之间"架桥",以分流门静脉系统的血液,从而降低门静脉压力。但是,在肝静脉闭塞、肝裂增大等情况下,只能在门静脉和下腔静脉之间"架桥",难度大,成功率低。

对此,颜志平教授团队优化治疗策略,提出与TIPS路径相反的"经皮肝穿刺逆行门腔分流"的设想。研究表明,对这类患者用这种方式建立门腔分流成功率高,所需要的穿刺次数、透视时间均明显减少。

❷ 多入路置管,提升介入治疗成功率

经门静脉置管,对曲张的食管胃底静脉进行栓塞,是预防和治疗上消化道出血的有效方法。颜志平教授团队"瞄准目标",根据患者的不同情况,从不同部位"出手",有效提升了治疗成功率。比如:于1987年在国内率先开展经皮肝穿刺门静脉置管,并优化技术、使用新型栓塞材料,使成功率从67.5%提升到100%,止血成功率为99.6%,患者术后死亡率明显降低;从1999年开始,对肝内门静脉闭塞而脾静脉通畅的患者,实施经皮穿刺脾静脉分支,从而进入门静脉系统,成功率达94%;脐静脉表浅,具有穿刺方便、损伤小、易于压迫止血等特点,对脐静脉开放的患者,通过穿刺脐静脉进入门静脉系统是理想的选择。

❸ 多手段结合,提高门静脉血栓疗效

近年来,门静脉血栓的发生率大幅攀升,外科手术、抗凝、溶栓等治疗方法的效果都不太理想。

对此,颜志平教授团队在国内首先提出"实用性门静脉血栓分型"和"经多入路建立的门腔分流道治疗门静脉血栓",并率先将"经皮肝穿刺、经皮脾穿刺辅助建立门腔分流"技术应用于临床,明显缩短了患者的住院时间,充分体现了介入微创治疗的优越性。

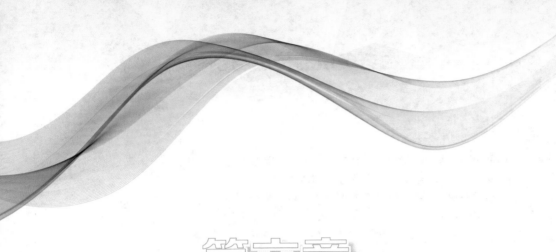

第六章

中医药创新

1

古老灸法的传承与创新

 撰稿 黄蕙 张旻

【项目名称】灸法作用的免疫机制与临床特色技术应用
【奖项】2017 年度上海市科技进步奖一等奖
【主要完成单位】上海中医药大学附属岳阳中西医结合医院
【主要完成人】吴焕淦 刘慧荣 马晓芃 李璟 胡玲 何金森 包春辉 赵百孝
余曙光 王玲玲 吴璐一 樊春海 施茵 常小荣 崔云华

- 专家简介 -

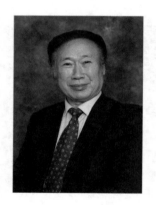

吴焕淦

上海中医药大学首席教授，上海市名中医，上海中医药大学附属岳阳中西医结合医院针灸科教授，上海市针灸经络研究所所长，国家重点（培育）学科针灸推拿学学术带头人，上海市针灸推拿学重点学科带头人，国家中医药领军人才岐黄学者，中国针灸学会副会长、灸疗分会主任委员，上海市针灸学会会长。

 扫描二维码，观看视频

艾灸的温热刺激既可产生温补效应，亦可产生温通效应，从而达到调节免疫功能的作用，其产生的治疗效应是多环节、多靶点的。

灸法是针灸学的重要组成部分，虽然疗效显著，但长久以来，人们仅"知其效"，未能"证其效"。为深入了解灸法的作用机制，形成规范、易推广的灸法特色技术，由上海中医药大学附属岳阳中西医结合医院吴焕淦教授联合北京中医药大学、安徽中医药大学等单位完成的"灸法作用的免疫机制与临床特色技术应用"项目，创新性地将现代免疫学理论与技术引入灸法作用机制的研究，使古老艾灸焕发科创活力，获评2017年度上海市科技进步奖一等奖。

灸法的作用原理是什么？对哪些疾病疗效好？针对灸法免疫机制的研究，有哪些新发现？且听吴焕淦教授的介绍。

温热刺激：灸法起效的重要方式

灸法主要指艾灸，是点燃艾绒后直接或间接熏灼体表穴位的一种治疗方法，有艾条灸、艾炷灸、温针灸和温灸器灸等不同形式。灸法有温经通络、升阳举陷、消肿散结等作用，简便易行，副作用小，不仅适用于治疗风、寒、湿邪为患的疾病，也适用于日常保健。

艾灸是如何起效的？吴焕淦教授带领团队创新性总结出艾灸疗法温通、温补效应规律，指出艾灸的温热刺激既可产生温补效应，亦可产生温通效应，从而达到调节免疫功能的作用，且艾灸温热刺激产生的治疗效应是多环节、多靶点的。同时，他们还通过研究阐明了艾灸疗效的科学基础——穴位对艾灸的温热刺激及其生成物的反应，指出艾灸主要作用于腧穴，刺激信号经外周传入中枢并经过整合后传出，对机体"神经－内分泌－免疫"网络和循环系统等实施调节，从而调整机体内环境，使其达到平衡状态。

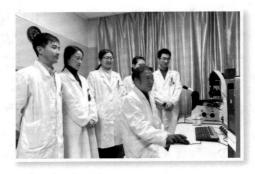

▲ 吴焕淦教授指导学生做研究

免疫机制：灸法"抗炎镇痛"背后的"秘密"

艾灸治疗痛证古已有之，抗炎免疫是现代针灸临床研究的热点。艾灸镇痛及抗炎免疫作用已被中医针灸临床实践所证实，艾灸作用的发挥可能与局部温热效应、红外辐射共振等因素有关。

为探究灸法的免疫机制，吴焕淦教授团队重点针对两种自身免疫性疾病——自身免疫性甲状腺炎（桥本甲状腺炎）和类风湿关节炎开展相关动物实验研究，证明了中医灸法治疗免疫相关疾病的优势所在。

他们通过制备实验性自身免疫性甲状腺炎大鼠模型，证实艾灸能降低大鼠甲状腺自身抗体水平，调节白介素的表达，改善大鼠的甲状腺功能，揭示了艾灸治疗桥本甲状腺炎的免疫学机制。

他们通过动物实验证实，艾灸能够抑制大鼠滑膜组织信号通路的异常激活，降低血清免疫因子水平，缓解滑膜炎症反应，阐释了艾灸"温补脾肾、蠲痹通络、调和阴阳"治疗类风湿关节炎的滑膜免疫机制。

艾灸特色技术：规范、有效、安全

在上海中医药大学附属岳阳中西医结合医院针灸科、上海市针灸经络研究所的不断努力下，吴焕淦带领团队创建了中医艾灸"温补脾肾、扶正通络、调和阴阳"的治疗法则，形成了"艾灸温补脾肾、活血通络治疗膝骨性关节炎特色技术""艾灸温补脾肾、蠲痹通络、调和阴阳治疗类风湿关节炎特色技术""隔附子饼灸治疗桥本甲状腺炎特色技术""针灸结合西药治疗帕金森病特色技术"和"温和灸温补脾肾、调和阴阳延缓衰老技术"这五项中医针灸特色技术。这些特色技术因疗效显著、无明显副作用，深受广大患者欢迎。

吴焕淦教授表示，艾灸"温补脾肾、扶正通络、调和阴阳"是这五项临床特色技术的治疗法则，但具体治法又"同中有异"。艾灸治疗膝骨性关节炎特色技术注重"活血通络与强筋壮骨并举"，可有效缓解疼痛症状，提高膝关节功能；隔附子饼灸治疗桥本甲状腺炎特色技术强调"温阳理气、活血化瘀"，与西药联用可显著改善桥本甲状腺炎患者的临床症状，疗效优于单纯药物治疗；艾灸治疗类风湿关节炎特色技术重在"蠲痹通络、整体和局部共调整"，可有效改善关节肿胀、疼痛、晨僵等症状，提高患者的生活质量；针灸结合药物治疗帕金森病特色技术"以调为主，以和为补"，注重"镇痉熄风、扶正通络"，对改善便秘、失眠等帕金森病非运动症状有一定优势，疗效优于单纯药物治疗；温和灸延缓衰老特色技术则注重"调和阴阳，培补元气"，有助于改善衰老症状。

艾灸与针刺："针所不为，灸之所宜"

艾灸与针刺，一个用艾条熏，一个用针刺，两者在疾病治疗方面有什么区别呢？吴焕淦教授告诉记者，针刺与艾灸适用于不同的病证，灸法对治疗"虚寒证"更适宜，而针刺对治疗"实热证"更有优势。以肠易激综合征为例，腹泻型用灸法疗效好，便秘型则用针刺更合适。

《灵枢·官能》云："针所不为，灸之所宜"。为了探究艾灸与针刺两种不同刺激手段对中枢神经作用的差异性，吴焕淦团队在前期证实"艾灸结合针刺特色技术"治疗轻、中度活动期克罗恩病具有良好疗效的基础上，应用静息态功能磁共振技术观察到，艾灸与针刺对缓解期克罗恩病患者脑功能活动的调控既有共性又有"个性"，阐明了针刺与艾灸这两种不同的刺激方式对大脑功能活动具有不同的作用环节，也阐明了"针所不为，灸之所宜"这一经典描述的科学内涵。

延伸阅读

❶ 艾灸时产生的艾烟安全吗？

只要能够确保艾灸时室内排气通风良好，艾烟对人体是安全的。患有慢性呼吸系统疾病者、女性、吸烟或二手烟暴露者等敏感人群在接触艾烟后更易产生机体刺激反应，需要特别注重防护，避免长期处于高浓度艾烟环境中。

❷ 家庭艾灸需要注意些什么？

● 合适的体位　可选择坐位或卧位，原则是方便取穴和暴露施灸部位，舒适，可持久。

● 专注守神　施灸过程中应专心致志、精心操作。不要分心看电视、看手机、看报、聊天等。意念集中在灸的部位，不要想工作、学习或其他事情，这就是中医针灸所说的"守神"。能做到守神，就会有更好的疗效。

● **防寒保暖** 艾灸时要注意防风保暖，最忌受风寒。艾灸时，皮肤毛孔张开，虚邪贼风很容易"乘虚而入"。

● **防止烫伤** 灸感以温热而不灼烫为佳。艾条与皮肤之间的距离不宜过近，以免烫伤皮肤，影响后续治疗。

● **注意施灸顺序** 一般先灸背部，后灸腹部；先灸上部，后灸下部；先灸左侧，后灸右侧。

● **充分休息** 艾灸结束后，应饮适量温开水。平时应避免熬夜、动怒，尽量多休息，以促进机体功能自我修复和调整。

● **杜绝火灾隐患** 未灸完的艾条一定要及时熄灭，防止发生火灾。艾条宜放入密闭的铁盒或玻璃瓶中储存。

2

量表为尺"量"证候，中医诊断迈向客观化

撰稿 张旻 王丽云

【项目名称】基于复杂科学理论的充血性心力衰竭中医辨治系列研究与应用
【奖项】2017 年度上海市科技进步奖一等奖
【主要完成单位】上海中医药大学
【主要完成人】何建成　曹雪滨　胡元会　李小茜　黄品贤　沈琳　符德玉　洪芳
　　　　　　　张洋　胡聃

专家简介

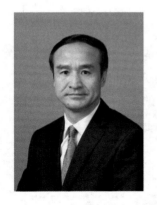

何建成

上海中医药大学中医诊断学教研室主任、教授、博士生导师，上海中医药大学国家中医药管理局重点学科、上海市重点学科中医诊断学学术带头人，世界中医药学会联合会急症专委会副会长，上海市中西医结合学会诊断专业委员会主任委员。

扫描二维码，观看视频

中医学强调的"辨证论治"是一种个体化治疗。"证"是对疾病某一阶段病理本质的概括，是中医学研究的热点和难点。证候标准的统一有助于心衰临床研究成果的推广，而量表是判断证候的有力工具。

充血性心力衰竭（CHF）简称心衰，是各种心脏病的终末阶段，临床发病率高。此时心肌结构和功能受损，心脏的泵血量不能够满足组织、器官的需求，患者会出现胸闷、乏力、呼吸困难、水肿等症状。中医药治疗可提高心衰患者的生活质量，有效改善临床症状，而辨证精准是保证疗效的前提。

辨证，就是辨别证候，医生将"望闻问切"四诊收集到的主要症状（简称"主症"）进行分析、综合，辨清疾病的病因、病机、病势等，将其概括为某种证候。比如，心衰患者自述心慌、气短、乏力、自汗、喘咳，医生通过望诊发现他唇甲青紫、颈部青筋暴露，舌质紫黯、有瘀斑，摸脉发现脉沉、细、涩，判断他是"气虚血瘀证"，决定采用益气活血的方法治疗，并开出由补气药和活血化瘀药等组成的方子。这一过程就是中医看病的"理法方药"四部曲：先用中医理论解释病理（即辨证），再辨别出证候，然后确定治法，最后开具方药。其中，辨证是关键的一步，如果证候没有辨准，会陷入"一步错，步步错"的"连锁反应"，疗效自然"大打折扣"。

基于对辨证重要性的认识，二十余年来，何建成教授带领团队深入研究充血性心力衰竭的中医辨治，致力于心衰中医证候标准的规范化和临床疗效的提升，由其领衔完成的"基于复杂科学理论的充血性心力衰竭中医辨治系列研究与应用"项目荣获 2017 年度上海市科技进步奖一等奖。

心衰有哪些证候

中医学没有充血性心力衰竭的病名，按照症状将其归属于"胸痹心痛""心悸""水肿""喘证"等。心衰病位在心，但不局限于心，因为五脏是一个相互关联的整体。在心衰的发生发展过程中，肺、脾、肾、肝都与心相互影响。

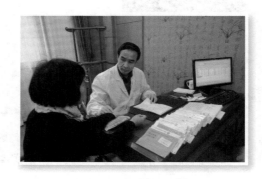

▲ 何建成教授看门诊

心衰在临床上表现为虚实夹杂、本虚标实。中医的"标"和"本"包含了哲学中"主要矛盾"和"次要矛盾"的概念，"标"是被主要矛盾影响或由主要矛盾派生出的矛盾。在疾病发展过程中，"标"会变化，"本"则贯穿始终。心衰发病之"本"为心之阳气（或兼心阴）亏虚，发病之"标"为瘀血、痰浊、水饮等病理产物阻滞。

由于虚损程度的差异及病理产物类别的不同，心衰患者可以出现气虚血瘀证、气阴两虚证、气滞血瘀证、痰瘀互结证、阳虚水泛证等证候。另外，随着心衰病情的进展，证候也处于动态演变中。大样本的病例分析提示，心衰早期证候常为气虚血瘀证、气阴两虚证，中后期则逐渐转化为阳虚水泛证、痰瘀互结证等。

证候客观化有妙招

传统的用宏观主症、凭医生经验来确定证候分型的方式客观性不足，且不能反映病情轻重和演变规律。例如：自汗既可见于气阴两虚证，又可见于气虚血瘀证，应该如何辨证？又如，气短乏力可见于气虚血瘀证，也可见于阳虚水泛证，而后者症状更严重，如何体现症状轻重对辨证的影响？

为找到一种方法客观地揭示证候与症状之间的关系，何建成教授团队将目光投向了量表。基于复杂性科学思路，结合多元统计分析方法、回顾性病例调查、专家讨论，以及临床反馈和完善，何教授团队确立了由9个维度、28个症状变量组成的充血性心力衰竭中医证候量表。

量表使用起来非常方便。以心悸（即心慌）症状变量为例，患者如果偶尔心悸，可以正常工作，是轻度（2分）；如果经常心悸，工作或劳动时要停下来休息，是中度（3分）；如果心悸严重，无法上班或劳动，是重度（4分）。按照量表将所有症状变量评估完成后，根据总分所在区间，可诊断为相应的证候。量表能帮助中医师快速准确地"锚定"复杂且多变的心衰证候，从而更有效地指导临床治疗。

由于望面色、察舌色和把脉需要专业的医生来完成，故该量表目前只能由临床医生填写，尚不能用于患者自评。何教授表示，期待结合现代信息技术进行进一步完善，扩大其应用范围。

脑钠肽和舌苔液，为证候提供"参考值"

脑钠肽是一种由 32 个氨基酸组成的多肽，由日本学者首先在猪脑中分离发现。随着心室压力增加、心衰病情的加重，其分泌量也会增加。能否将这一指标用于中医的证候研究呢？

何教授团队研究了 750 例心衰病例，重点观察其脑钠肽均值，从低到高对应的证候依次为：气阴两虚证、气虚血瘀证、气滞血瘀证、痰瘀互结证、阳虚水泛证。在临床上，气阴两虚证与气虚血瘀证常见于心衰早期，而阳虚水泛证往往出现于病程后期。不难看出，脑钠肽水平亦有随着中医证候严重程度的增加而升高的趋势，对辨证有一定的提示作用。但脑钠肽值受到多因素影响，临床可能出现脑钠肽值很高而病情较轻的情况，所以不能机械对应，必须与证候量表配合使用。

中医有"心开窍于舌"的理论，舌苔能反映人体生命活动的信息，可否将舌苔液作为中医证候的内在标志物？循着这一思路，何教授团队通过对照研究初步发现：患者的血清与舌苔液样本中，心衰发病机制关键蛋白的变化趋势基本一致。这些蛋白能促进心肌细胞肥大、心肌肥厚、心肌重构，在心衰的进展中发挥重要作用，作为诊断指标有较强的灵敏度。检测舌苔液有无创、便利的显著优势，有望应用于临床作为心衰患者病情轻重的判断指标。目前，研究仍在进一步扩大样本量，进行临床与实验验证。

新药研发有突破，挖掘中药疗效优势

证候标准的规范化研究与临床疗效的提升相辅相成。近年来，何教授团队研制了治疗充血性心力衰竭的系列方——心复康口服液、参芪益心颗粒、益气养阴心衰方。心复康口服液能益气温阳活血，适用于气虚血瘀证的心衰患者，已经在临床推广；其剂型改进后，即为参芪益心颗粒；益气养阴心衰方经上海中医药大学附属医院和医联体合作医院多中心临床观察，疗效确切。该系列新药不仅可以有效缓解心衰症状，还能改善患者的焦虑、抑郁状态，减轻西药副作用，提高患者生活质量，降低再入院率。

3

补肾填精，防治肾精亏虚型慢性病

撰稿 蒋美琴

【项目名称】"肾精亏虚型慢性病"共性防治规律和推广应用
【奖项】2017 年度上海市科技进步奖一等奖
【主要完成单位】上海中医药大学附属龙华医院
【主要完成人】王拥军 沈自尹 施杞 张玉莲 郑洪新 吴志奎 陈川 孟静岩
张岩 唐德志 黄建华 卞琴 舒冰 梁倩倩 王晶

专家简介

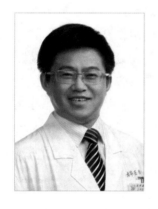

王拥军

上海中医药大学副校长、首席教授、研究员、主任医师、博士生导师，上海市中医药研究院副院长，教育部筋骨理论与治法重点实验室主任，中华中医药学会精准医学分会主任委员、骨伤专业委员会副主任委员。长期从事中医药防治慢性病的基础和转化研究。

扫描二维码，观看视频

　　慢性病的发生和发展与神经－内分泌－免疫－循环系统功能紊乱导致干细胞增殖和分化功能下降有关。中医认为，这些变化是肾精不足所致。

高血压、糖尿病、冠心病、骨质疏松症、骨关节炎、阿尔茨海默病（老年性痴呆）、肿瘤等慢性病已成为严重威胁民众健康的主要原因，给家庭和社会带来沉重的负担。上海中医药大学附属龙华医院王拥军教授带领团队从 2008 年开始，系统地探索慢性病的共性规律，其领衔完成的"肾精亏虚型慢性病共性防治规律和推广应用"项目获得 2017 年度上海市科技进步奖一等奖，对中医药防治慢性病体系的建设具有重要意义。

"肾精亏虚"与多种慢性病的发生和发展有关

慢性病种类繁多，涉及全身各个系统。王拥军教授团队研究发现，慢性病的发生和发展有共同之处，与神经 – 内分泌 – 免疫 – 循环（NEIC）系统功能紊乱导致干细胞增殖和分化功能下降有关。中医理论认为，这些变化是肾精不足所致，气血、阴阳的平衡被打破，全身各个系统就会出现相应的症状。

肾精是肾脏所藏之精气，包括先天之精和后天之精。先天之精又称生殖之精，禀受于父母，包含各种遗传信息。后天之精由饮食习惯、生活方式、社会环境等多种后天因素共同作用而化生。肾精无处不在，许多慢性病的形成都与肾精不足有关。中医理论认为，肾藏精，肾主骨、生髓、通于脑，骨骼、神经、生殖系统和肾脏本身的病变，随着病情的发展都可能出现肾精亏虚的表现，因而称之为"肾精亏虚型慢性病"。临床表现为腰酸背痛、下肢冷痛、牙齿松动、头发变白、耳鸣耳聋、头晕眼花、记忆力下降、性欲减退等。可见，肾精亏虚型慢性病涵盖骨质疏松症、骨关节炎、颈椎病、老年性痴呆等多种慢性疾病。

人体各种组织内的干细胞需要不断代谢、更新，才能维持生命活动。如果肾精充足、气血调和，NEIC 系统功能正常，干细胞的代谢、更新可维持在正常状态；如果肾精不足、气血失调，NEIC 系统功能紊乱，干细胞不能正常代谢、更新，就会发生慢性病。

慢性炎症持续参与慢性病的发生和发展

从现代医学角度来理解，慢性病的发病机制也有共同之处。王拥军教授团队利用基因表达芯片数据库关联分析，证实慢性疾病状态下都存在慢性炎症，慢性炎症持续参与了慢性病的发生和发展过程。王拥军教授指出，这种慢性炎症不一定表现为明显的感染症状，比如牙龈炎、胃肠道炎症、鼻炎、中耳炎、阴道炎等。慢性病背后的慢性炎症刺激往往是一种"低度"、表现不明显的炎症反应。

睡眠不足、饮食不当、情绪紧张等多种因素都会导致 NEIC 系统功能紊乱，激活体内炎症反应。这也证明，不良生活方式与慢性病的发生有一定关系。有研究发现，长期抑郁、精神压力大，会增加肿瘤的发病风险，其中就有慢性炎症刺激的影响。还有研究发现，人体在衰老的过程中如果有慢性炎症刺激，会加重、促进组织器官的衰老。

王拥军教授表示，慢性炎症在慢性病的发生和发展过程中，可作为直接因素或间接因素发挥作用。他举例说："骨的构成需要钙，而钙的吸收、利用离不开维生素 D，慢性炎症反应会影响肝脏对维生素 D 的合成，从而影响钙的吸收、利用，进而导致骨量下降，引起骨质疏松症。"

"补肾填精"，共治慢性病

王拥军教授团队根据中医辨证施治理论，探索肾精亏虚型慢性病的共治规律，对此类慢性病患者予以补肾填精方治疗，包括汤剂、颗粒剂等，明显改善了患者的临床症状。

"肾精亏虚可分为肾阴虚和肾阳虚。"王拥军教授介绍，"有些慢性病患者伴有潮热、盗汗、口干、舌红、咽燥等偏肾阴虚的症状，可以服用在补肾填精方基础上加减而成的滋肾阴颗粒；有些慢性病患者伴有怕冷、下肢冷痛、腰部如坐冰桶中、睡觉时双脚捂不热等偏肾阳虚的症状，可以服用在补肾填精方基础上加减而成的温肾阳颗粒。"

在"共治"基础上，还

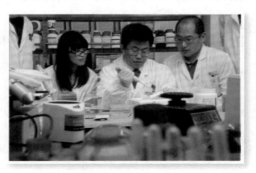

▲ 王拥军教授（中）带领学生做实验

须对不同组织器官的慢性疾病进行病证结合的辨证论治。比如，治疗骨质疏松症时，在补肾填精的基础上，增加骨碎补、龙骨、牡蛎等补肾健骨的中药，可以提高骨密度，促进骨小梁结构稳固；治疗老年性痴呆时，在补肾填精的基础上，增加肉苁蓉、补骨脂、核桃等健脑补脑的中药或保健食品，可以提高记忆力，改善脑部血液循环。

探索共性规律，提高防治能力

王拥军教授指出，自然衰老是一种生理过程，而慢性病是衰老过程中的一种病理反应。衰老到一定程度，组织器官不能自我修复，而各种炎症因子的长期刺激，会加速脏器功能的下降，在不同器官有不同体现。在骨骼系统，可表现为骨量减少，出现骨质疏松症；肌力下降，肌肉萎缩，机体平衡能力下降，容易跌倒，甚至发生骨折。在神经系统，可表现为各种神经元功能下降或数量减少，引起老年性痴呆等。

衰老和慢性病的出现不可避免，都与"肾精亏虚"有关。防治慢性病不仅要补肾填精，还要调和气血，这是中医治病的根本大法，在防治慢性病和延缓衰老方面都发挥了重要的作用。王拥军教授表示，寻找慢性病的发病规律，并了解其机制，有助于避免疾病加重和并发症的发生，从而建立一套科学、有序的防治方案。

慢性病共性规律的探索及肾精亏虚型慢性病概念的提出，为慢性病的共防共治提供了切实有效的方法。中医很早就提出了"治未病"的理念，包括未病先防、既病防变、瘥后防复三个阶段。王拥军教授指出，中医药防治慢性病体系建设是一个长期的系统工程，其团队将在中医药理论指导下，进一步深入开展中医药防治慢性病体系建设，推广健康理念及生活方式，提高对慢性病的综合防治能力和国民的健康水平。

4

病证结合，"扶正"治肺癌

撰稿　蒋美琴

【项目名称】"扶正治癌"病证结合防治肺癌技术创新和推广应用
【奖项】2018 年度上海市科技进步奖一等奖
【主要完成单位】上海中医药大学附属龙华医院　上海市胸科医院
【主要完成人】刘嘉湘　李和根　许玲　刘苓霜　田建辉　孙建立　陈智伟　陆舜
　　　　　　　徐蔚杰　周蕾　郭慧茹　杨铭　姜怡　朱丽华　董昌盛

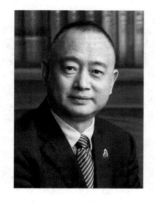

---- 专│家│简│介 ----

李和根

上海中医药大学附属龙华医院肿瘤科主任、主任医师，中华中医药学会肿瘤分会副主任委员、精准医学分会副主任委员，世界中医药联合会中医肿瘤外治法专业委员会副会长、中医肿瘤经方专业委员会副会长，上海市中医药学会肿瘤分会主任委员。擅长运用中医综合治疗方法及中西医结合方法治疗各种恶性肿瘤及其并发症。

扫描二维码，观看视频

"扶正法"是基于四诊信息，在充分辨证的基础上，调节机体阴阳、气血、脏腑、经络的生理功能，通过增强机体抗病能力，达到抑制肿瘤的目的。

据 2020 年最新全球癌症统计数据，肺癌死亡病例为 180 万，远超其他癌症，位居癌症死亡人数第一。在我国，肺癌的发病率、死亡率均排名第一，严重危害国人健康。20 世纪 60 年代，中西医治癌均以"攻毒""杀瘤"为主，但总体预后改善有限，生存率较低。上海中医药大学附属龙华医院肿瘤科刘嘉湘、李和根教授团队迎难而上，以肺癌为主要研究病种，开展了系列临床研究。

在深入研究中医经典并进行大量临床实践的基础上，刘嘉湘教授总结出人体内在的正气虚损是癌症发生、发展的根本原因和病机演变的关键，在国内率先系统地提出了中医"扶正法"治疗恶性肿瘤的学术观点和方法，确立"以人为本""固护正气""平衡阴阳""人瘤共存"的治疗总纲，在临床应用中取得了较好的疗效。由刘嘉湘教授领衔的"'扶正治癌'病证结合防治肺癌技术创新和推广应用"项目获得 2018 年度上海市科技进步奖一等奖。

"以人为本"，整体治疗"患癌之人"

整体观念是中医学的基本特点之一。宏观层面是指天人相应，人与宇宙、自然界是一个有机整体。中医治病要顺应自然规律，讲究"三因制宜"，结合患病之人所处地域、季节和气候来辨证施治，即因地、因时、因人制宜。从微观层面理解，人体是一个有机整体，治疗癌症要围绕"人"这个整体来展开，以人为本。

刘嘉湘教授团队提出，肺癌的干预重点应从"人患之癌"向"患癌之人"转变。项目负责人之一、龙华医院肿瘤科主任李和根解释说，现代医学治疗疾病往往以"病"为主，而中医治病自始至终都是"以人为本"。人是疾病的主体，疾病的发生与人的生活习惯、所处环境、自身压力等因素息息相关，而不是单一因素所致。肺癌的治疗目的和总体思路不应局限于"人患之癌"而忽略"患癌之人"，应避免"只见局部不见整体""见癌不见人，治癌不治人"的局限性。

中医"以人为本"整体治疗"患癌之人"的优势在于调整机体内环境，改变"土壤"的性质，从根本上改变肺癌患者的体质，从而阻止肿瘤的形成。

"扶正治癌",提高生存率

以往,中医治疗肿瘤以"攻杀"为主,认为肿瘤为"瘤毒"所致,必须杀灭瘤毒,才能治愈疾病,一味采用活血祛瘀、清热解毒、软坚化痰、消癥散结等"攻邪"的方法,导致人体正气备受戕伐,这在一定程度上制约了恶性肿瘤疗效的提高。直到20世纪六七十年代,刘嘉湘教授在全国率先倡导中医扶正法治癌的学术观点,越来越多的中医学者们加入中医扶正为主治疗肺癌的探索和研究队伍中,逐渐提高了中医治癌的疗效。

刘嘉湘教授团队在深入研究中医经典并进行大量临床实践的基础上发现,人体内在的正气虚损是癌症发生、发展的根本原因和病机演变的关键。正气虚损与机体阴阳失调、免疫功能减退密切相关。李和根教授介绍,中医"扶正治癌"理论强调在辨证论治原则的指导下,选用治疗虚损不足的中药来培植本元,调节人体的阴阳气血和脏腑经络的生理功能,增强机体本身的抗病能力,祛除病邪,抑制癌肿发展,缓解病情,改善患者生活质量,延长生命,甚至达到治愈的目的。当然,"扶正法"不等同于营养支持疗法,不能不分阴阳气血盛衰施以面面俱到的"十全大补"。而是基于四诊信息,在充分辨证的基础上,调节机体阴阳、气血、脏腑、经络的生理功能,通过增强机体抗病能力达到抑制肿瘤的目的。

团队开展的临床研究证明,在"扶正治癌"理论指导下,中医药在肺癌治疗各阶段都发挥了作用:减少肺癌手术并发症,促进术后康复;减轻治疗相关毒副反应,如放化疗引起的消化道反应、骨髓抑制等;减少肺癌复发和转移;延长晚期肺癌患者的生存期,改善生活质量;对姑息性手术者也有稳定、控制残存癌灶的效果。

"病证结合",中西医结合

"辨证论治"是中医学的又一根本特点,辨证分型是治疗的前提和关键。李和根教授表示,中医和西医理论体系各不相同,对肿瘤的认识和评价都有自己的标准。刘嘉湘教授团队通过肺癌临床TNM分期和中医辨证类型关系研究表明,随着病期由早到晚、病邪由浅入深,虚证由气虚向气阴两虚、阴阳两虚发展,反映了肺癌"正虚"的演变规律。据此总结,肺癌发病以"正虚"为本，气阴两虚、脾肾两亏为基础，并将患者生存时间、生活质量和免疫功能状态等作为疗效评价的主要指标，体现了"以人为本""带瘤生存"的中医特色理念。

"辨病论治"是根据疾病的诊断和特征给予相应的治疗。李和根教授介绍，随着现代医学技术的日渐成熟，在"扶正治癌"防治肺癌的综合技术中，已将放疗、化疗、靶向治疗等现代医学疗法引入了"辨病治疗"的概念范畴中，并大胆融入了肿瘤的微创、冷冻消融、介入、放疗等技术。从中西医结合的角度，大大丰富了辨病治疗的方法，通过祛除邪气，达到扶正的目的，符合中医"邪去正自安"的理论。

"病证结合"是中医临床诊疗的重要模式之一，李和根主任说，"扶正治癌"病证结合防治肺癌技术主张辨证与辨病结合、整体与局部结合、扶正与祛邪结合、中西医融合、优势互补。在临床具体应用中，通过规范的辨证分型，在辨证的基础上进行辨病，对不同肺癌患者采用不同的中医治疗原则和处方用药。

中医综合疗法防治肺癌

"中医治疗肿瘤以中医药为主线，但不仅限于口服中药，还包括外治法、功法锻炼和情志调节等。"李和根教授介绍。

❶ 内治法

内治药物包括口服汤剂、中成药、中药静脉注射制剂等，均以辨证论治为基础。李和根教授指出，即使是中成药，也是遵循了君臣佐史的配伍原则，有自己独特的理法原则。患者应服从医嘱，根据临床适应证和辨证依据，规范用药。

❷ 外治法

包括穴位敷贴、针灸、推拿等，这些中医特色疗法对肿瘤的一些临床病症有较好的改善作用。比如，隔姜艾灸可以增强体质，改善放化疗后白细胞水平低下的情况；对内关、足三里等穴位进行按摩，可以防治化疗后的胃肠道反应，改善晚期患者的食欲不振等症状；刺激耳穴对失眠、呕吐等症状有较好的改善作用。

❸ 功法锻炼

科学的锻炼是促进肺癌患者康复的重要因素之一，李和根教授指出，患者日常应根据体力状态，进行有助于肺功能康复的功法锻炼，可选择益气养肺功、八段锦、太极拳等。

❹ 情志调节

在肿瘤治疗过程中，还应重视心理因素对疾病的影响。很多肿瘤患者都存在不良情绪，巨大的心理压力会影响疾病的康复，甚至会加重病情。减轻思想负担也是防治疾病的方法之一。肿瘤患者可以像正常人一样工作、学习和生活，在环境因素无法改变的情况下，要调整好心态，走出疾病阴霾。

5

创新术式，复杂肛瘘不再漏

撰稿 张旻 黄蕙

【项目名称】复杂性肛瘘诊疗技术创新与应用
【奖项】2018 年度上海市科技进步奖二等奖
【主要完成单位】上海中医药大学附属曙光医院 上海康德莱医疗器械股份有限公司
【主要完成人】杨巍 郑德 詹松华 汪庆明 杨烁慧 陆宏 瞿胤 仇菲
芦亚峰 何峰

---- 专家简介 ----

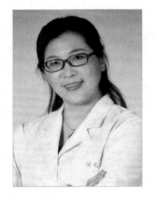

杨巍

上海中医药大学附属曙光医院肛肠科主任医师、教授、博士生导师，上海市名中医，上海市十佳医生，上海市三八红旗手，中国女医师协会肛肠专业委员会主任委员，中华中医药学会肛肠分会副主任委员，中国中西医结合学会大肠肛门病专业委员会副主任委员。擅长中西医结合治疗痔、肛瘘、肛裂、溃疡性结肠炎、功能性便秘等肛肠科疑难病。

  扫描二维码，观看视频

将高位复杂性肛瘘简化为低位肛瘘和高位瘘管两部分进行治疗，能使创伤更小、疼痛更轻，更好地保护肛门。

肛瘘主要表现为肛门局部肿胀疼痛、反复流脓，而高位复杂性肛瘘是最难治的一种肛瘘，是国际公认的疑难症。上海中医药大学附属曙光医院杨巍教授团队研发的"对口切开旷置垫棉结合高位松挂线术"等手术方法，是治疗高位复杂性肛瘘的特色方案，能显著降低复发率、减轻并发症、缩短治疗周期。其带领团队完成的"复杂性肛瘘诊疗技术创新与应用"项目荣获 2018 年度上海市科技进步奖二等奖。

肛瘘是怎么形成的

肛瘘的形成与肛门部位解剖有关：直肠和肛管之间有一圈锯齿形的环形线，称为齿状线。正如抽绳袋束紧时，袋口会形成很多褶皱，齿状线处的直肠黏膜也形成了许多开口向上的漏斗状小窝，称为肛隐窝。如果人肠胃功能不佳，经常大便稀薄、腹泻，"脏东西"就会积在肛隐窝中，加之饮食、生活不规律或工作压力大、熬夜等引起免疫力下降，易发生细菌感染，形成肛周脓肿。肛周脓肿破溃后，就形成了肛瘘。肛瘘由原发病灶（即内口）、位于臀部皮肤上的外口和连接两者的管道（瘘管）构成。

肛瘘根据数量和位置分别有单纯性和复杂性、低位和高位之分。如果肛周脓肿的炎症蔓延、扩展，形成了多个脓腔，遗留 2 个及以上的内外口和瘘管，称为复杂性肛瘘。多个瘘管虽然有不同的起止点，但又相连、交汇，就像地铁的换乘站，很多线路都在此集合。高位复杂性肛瘘位于肛管直肠环上方，瘘管数量多，走行复杂弯曲，约占肛瘘的 10%，最难治，存在手术创伤大、愈合过程长、痛苦较大、复发率较高、术后并发症与后遗症多等问题，严重影响患者的生活质量，给患者带来了很大痛苦。

高位复杂性肛瘘"复杂"在哪里

人体排便依靠肛门肌肉推动肛管来完成，肛管直肠环是肌肉的"主力军"，它的收缩、放松能够控制排便进程，像"水龙头"一样起到开关的作用。肛瘘的瘘管在肛门肌肉间穿行，炎症反应会造成肌肉发炎、硬化、纤维化，影响其舒缩功能。同时，高位复杂性肛瘘"跨过"了肛管直肠环，又常涉及较多的肛门括约肌，若要采用一次性切开手术清除病灶，易造成肌肉损伤，导致患者术后出现大便失禁，甚至要用尿布，无疑更加痛苦。如果手术不到位，仅去除表面病灶，反复流脓问题没有解决，患者的生活质量得不到恢复。

正因为如此，高位复杂性肛瘘表现为"三多一少易复发"的特点："三多"是手术次数多、治疗时间多、花费多；"一少"是功能有所减少，即无论多么细致地保护，手术对肛门的功能仍会造成一定的影响。

术前：创造"时机"，精准"侦查"

很多患者急于手术，但若术前炎症重、范围广，不仅需要切除较多组织、不容易切干净，还容易向周围蔓延。所以，一定要选择炎症局限、病灶最小的"时机"进行手术，才能事半功倍。杨巍教授认为，本病由湿热下注大肠、蕴阻肛门、气血凝滞所致，中药能够通过整体与局部相结合的辨证治疗清利湿热毒邪、调畅气血，达到消散炎症、减轻临床症状的目的，为手术创造良好的条件。

对于高位肛瘘，单靠肉眼观察和手摸，较难精准定位疾病的"根"在何处。术前"侦查"病情，规划"精准打击"病灶的方案，影像学检查是得力的帮手。曙光医院肛肠科通过与放射科组成诊治小组，共同讨论并明确疾病特点、手术方式、磁共振成像原理等，深入挖掘肛瘘内口的位置、到肛门的距离、支管数量等临床关键参数，并发明了撑开后能够清晰显影的球囊导管。该技术现已推广到各大医院使用。

术中："十六字诀"指导个性化方案

杨巍教授结合多年诊治经验，针对高位复杂性肛瘘，提出十六字手术原则。

❶ **"常中有变"**

肛瘘作为肛肠科的常见病，有一定的规律可循，但复杂性肛瘘瘘管一般形态及走向变化多端，应根据具体情况制定个性化的手术方案。

❷ **"顺势而为"**

治疗应顺应肛门解剖结构，顺应疾病发生、发展、预后的规律。

❸ "顺藤摸瓜"

手术中应顺着肛瘘（"藤"）走向的"蛛丝马迹"，一步一步剥离瘘管，直到找到内口（"瓜"）的位置，一并解决。

❹ "步步为营"

对于高位复杂性肛瘘不强求一次性根治，就像一个大工程，开工后需要分几期完成。很多患者非常希望一次性解决问题，但如果"左右开弓"，易造成肛管直肠环断裂，引起不可逆的肛门失禁。所以，分次手术的个体化方案是较为稳妥的方法，每一次手术均须谨慎、精准，在去除病灶和保护功能之间找到平衡，为下一次治疗作铺垫，逐步推进，变复杂为简单，在保护肛门功能的前提下治愈肛瘘。

创新术式："对口切开旷置垫棉结合高位松挂线术"

治疗高位复杂性肛瘘，挂线法是临床常用的经典术式，属于中医治疗肛瘘的传统特色疗法。该方法是在肛瘘的内、外口之间挂橡皮筋，从外口穿入、内口穿出，两头结扎固定。利用挂线的紧箍力，逐渐切开肛瘘，同时肌肉断端能滋长和粘连，当橡皮筋完全脱落掉下时，肛瘘也完全愈合，有效避免切开肛门括约肌而引起的肛门失禁等并发症。但橡皮筋的牵扯会给患者带来剧烈疼痛，且缓慢勒割过程仍会损伤肌肉，只是相对较轻。

杨巍教授在临床中发现，部分瘘管并不一定要挂断括约肌，并提出了"对口切开旷置垫棉结合高位松挂线术"治疗高位复杂性肛瘘的创新术式，将高位复杂性肛瘘简化为低位肛瘘和高位瘘管两部分。

低位肛瘘采用对口切开旷置垫棉法。"对口切开"是指不再整个切开长长的瘘道，而是仅划两个切口，当中保留皮桥，变大切口为小切口，缩小创面。虽然这种术式对术后换药的要求较高，但减少了对肛门结构的破坏，瘢痕也大大缩小（瘢痕没有弹性，也会给患者带来

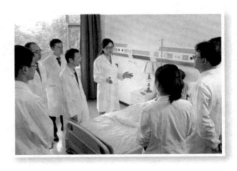

▲ 杨巍教授（中）在教学查房

169

体感不适）。"旷置"是不凿穿瘘管，仅用刮匙刮净瘘管管壁和炎性组织，再通过中药腐蚀，令其慢慢填塞、长实即可。结合中医传统的"垫棉"法，加压包扎，促进排脓，加速创面愈合，缩短疗程。

高位瘘管采用橡皮筋松挂线，待创面逐步长出结实的肉芽组织再收紧线，如此可有效保护肛门、直肠的正常形态和功能。这种创新术式具有创伤小、手术瘢痕小、术后疼痛轻、渗出少等特点。该术式在全国二十多家医院应用后，得到同行的认可，大家普遍反馈手术难度降低，疗效提高。

术后：重视创面管理

术后换药对疾病预后很重要，杨巍教授团队将十多年行之有效的经验方"促愈熏洗方"制成坐浴制剂，并根据患者病程的不同阶段选择红油膏、九一丹、生肌散、白玉膏等中药外用制剂进行换药治疗，能降低疾病复发率，减少术后并发症。

专 家 提 醒

当出现肛周红肿时，患者应及时到肛肠科就诊，尽早采取干预措施，避免病情加重，甚至发展为难治的肛瘘。

6

"清、化、补"三部曲，愈合缠绵溃疡

撰稿 李 斌 蒯 仂

【项目名称】皮肤溃疡"慢性难愈"形成机制及中医"清-化-补"干预策略
【奖项】2018 年度上海市科技进步奖二等奖
【主要完成单位】上海中医药大学附属岳阳中西医结合医院　成都大学
　　　　　　　北京大学国际医院　上海大学
【主要完成人】李 斌　李福伦　李 欣　邓 禹　韩钢文　韩昌鹏　连 侃　刘 欣
　　　　　　王一飞　范 斌

---- 专家简介 ----

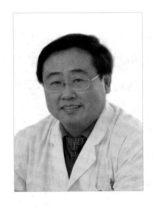

李 斌

上海市皮肤病医院院长、主任医师、博士生导师，上海中医药大学附属岳阳中西医结合医院原副院长，上海市中医药研究院皮肤病研究所所长，上海市优秀学术带头人，上海市领军人才，国家中医药管理局中医皮肤科区域诊疗中心负责人，中国中西医结合学会皮肤性病专业委员会候任主任委员。

  扫描二维码，观看视频

对于急性溃疡而言，"腐去肌生"符合临床规律；而在慢性溃疡中，"腐去，新不生"的情况却很常见，治疗时应注重"祛瘀、补虚"。

慢性皮肤溃疡是临床常见病、多发病，影响患者的身体健康及生活质量，是中医外科面临的极具挑战的临床课题。近年来，其日益升高的发病率也加重了社会的经济负担。积极研究慢性难愈性创面的形成机制及干预策略，具有十分重要的意义。

上海中医药大学附属岳阳中西医结合医院皮肤科在中医传统创面修复理论"祛腐生肌"的基础上，提出"祛瘀生肌"法治疗慢性皮肤溃疡，阐明了皮肤溃疡慢性难愈形成的分子机制，完成的"皮肤溃疡'慢性难愈'形成机制及中医'清－化－补'干预策略"项目荣获2018年度上海市科技进步奖二等奖。

慢性皮肤溃疡为何难愈

在正常生理状态下，人体组织修复速度较快，溃疡往往能自行愈合。慢性难愈性溃疡指创面超过4周而无明显愈合倾向的溃疡，临床治疗颇为棘手。导致创面难愈的常见疾病有：糖尿病性溃疡、下肢静脉曲张性溃疡、动脉硬化闭塞症、肢端坏疽、褥疮、重度烧伤等。

慢性溃疡的形成主要与慢性炎症、血管受损、神经病变相关。现代医学将创面愈合过程分为炎症期、组织增殖期、上皮重塑期三个阶段，涉及血管新生、生长因子等众多环节。近年来，有关创伤愈合的研究已经深入到细胞和分子水平。

"信号通路"是一条将"干活"指令从细胞外传达到细胞内的"路"。俗话说"一个好汉三个帮"，指令的传达往往需要好几个"快递员"才能完成。如果皮肤细胞收不到足够的"干活"指令（皮肤发育、创面血管新生及上皮重塑等），就会因为修复不足而形成慢性难愈性创面。我们利用 Smad7 转基因小鼠进行实验，率先系统而全面地阐释了转化生长因子 β（TGF-β）信号通路的核心作用机制，并发现增加该通路

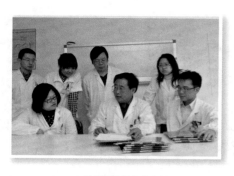

▲ 李斌教授分析临床病例

上 Smad7 "快递员"的表达,可加速创面愈合,缓解慢性炎症,为慢性皮肤溃疡的治疗提供了新方向。

从"祛腐生肌"到"祛瘀生肌"的创新发展

慢性难愈性皮肤溃疡属于中医"臁疮"的范畴。传统中医学认为,其发病的关键病机是热与腐,因此创面脓腐脱净,就能生肌愈合,运用清热解毒、提脓祛腐、回阳生肌药的"祛腐生肌"法可治疗疮疡。正如《黄帝内经》曰:"热盛则肉腐,肉腐则成脓。"《医学入门》云:"疮口不敛,由于肌肉不生;肌肉不生,由于腐肉不去。"

然而,我们在长期的临床实践中发现,传统的"祛腐生肌"法并不能解决所有问题。对于急性溃疡而言,"腐去肌生"符合临床规律;而在慢性溃疡中,"腐去,新不生"的情况却很常见,虽脓腐已净,创面光洁如镜,但疮周僵硬,皮色暗红,创面肉芽色淡,新肉难生,且伴有肌肤粗糙干燥、舌质黯等。此类临床表现符合中医"虚"和"瘀"的病机,创面局部气血不足、肌肉失养(即"虚"),使腐肉不脱,瘀血不去,令新肉不生,且常常"因虚致瘀,因瘀致虚",互为因果。治疗时应注重"祛瘀、补虚",促进生肌长皮,我们据此将传统的"祛腐生肌"创面修复理论补充、发展成为"扶正补虚、祛瘀生肌"。

"清-化-补",促进溃疡愈合

针对慢性难愈溃疡的三大关键病理因素"热""虚""瘀",我们制定了"清-化-补"的中医干预策略,即在病程的早、中、晚三阶段采用"清热、化瘀、补虚"的动态序贯诊疗方案。

皮肤溃疡早期多为初起的炎症反应期,以湿热下注证为主。治疗应用黄柏、苦参、土茯苓、茵陈、金银花、蒲公英等清热利湿药,能有效改善局部痒痛并作、脓水淋漓渗出或秽腐污臭、皮肤灼热等症状。皮肤溃疡中期,炎症反应基本缓解,溃疡表面脓腐已尽或结有焦痂,逐步进入组织重建修复期,以气滞血瘀证为主。治疗应用桃仁、红花、三棱、莪术、鸡血藤等活血化瘀药,能改善创面暗红、僵硬,甚至紫暗灰黑、日久不缩等瘀血症状；应用蜈蚣、䗪虫等虫类药则有改善微循环、抗血小板、抗血栓形成等药理作用，能够破解"久病入络"的困局。皮肤溃疡后期，以气虚血瘀证为主，创面腐肉已尽，但溃疡日久不愈，肉芽组织灰白或水肿，创口下陷、边缘隆起形成"缸口"。此时须气血充足，方可扭转疾病转归，而补虚尤其要重视脾胃，多以太子参、茯苓、白术、炙甘草等药顾护脾胃、补益正气。

此外，还需配合中医特色外治法进行创面局部处理并定期换药，常用红油膏、如意金黄膏、青黛膏、生肌散、八宝丹、生肌玉红膏、生肌白玉膏等外敷，皮肤康洗液、康复新液等喷洗。亦可辅以梅花针扣刺，或微波、远红外线、紫外线、激光照射等物理治疗。

临床研究表明，该方案将慢性皮肤难愈性溃疡的创面愈合率从常规治疗的 57.69% 提升至 81.48%，且愈后瘢痕组织较小，具有价格低廉、痛苦少的优势，丰富了中医外治法在创面愈合领域的科学内涵。该方案在国内100 多家二级以上医院推广应用，治疗慢性皮肤溃疡 10 000 余例，取得良好疗效。

在临床上，面积、形状、色泽、渗液等方面相似的慢性皮肤溃疡创面，经过规范的治疗后，有的愈合较为顺利，有的却仍然长期不能愈合。经过深入研究和筛选，我们发现患者原发病、工作和生活环境、发病部位、体质差异、创周肤温、缸口深度、发病年龄、创面是否感染等 18 项不确定因素在溃疡创面修复中也起到关键作用。于是，我们提出确定性因素（"热""虚""瘀"）与不确定因素共同致病的理论，并建立数学模型，将各不确定因素的量化值代入公式中进行计算，根据输出的结果判断该患者采用中医"清－化－补"动态序贯诊疗方案的疗效如何，并有侧重地对临床诊疗方案进行优化。

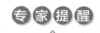

专家提醒

糖尿病、下肢静脉曲张等疾病患者及抵抗力较差的人群要特别注意，一旦有了溃疡，不容易愈合，不要自行处理或任其发展，应及时就医，接受有效干预。

7

补肾益气，慢阻肺和哮喘可异病同治

 撰稿 蒋美琴

【项目名称】补肾益气异病同治干预气道炎症性疾病的研究
【奖项】2018 年度上海市科技进步奖二等奖
【主要完成单位】复旦大学附属华山医院
【主要完成人】董竞成 魏颖 孙婧 张红英 刘宝君 曹玉雪 吕玉宝 李璐璐
　　　　　　　杜懿杰 孔令雯

|专|家|简|介|

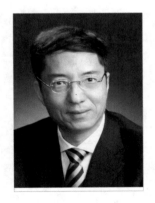

董竞成

复旦大学附属华山医院中西医结合科主任、主任医师、博士生导师、博士后合作导师，复旦大学中西医结合研究院院长、复旦大学临床医学院中西医结合系（临床）主任和基础医学院中西医结合学系主任，中国中西医结合学会呼吸病专业委员会主任委员。擅长肺部疾病和老年病等的中西医结合诊治。

扫描二维码，观看视频

　　慢阻肺和哮喘没有急性发作时，内部的隐患——气道炎症仍然存在。所以，缓解期应以补肾为主，辅以治肺、补肺的药物。

慢性阻塞性肺疾病（COPD，简称"慢阻肺"）和哮喘是呼吸系统常见病，中医药治疗慢阻肺和哮喘有上千年的历史，但缺乏国际认可的循证医学证据及相关基础研究。复旦大学附属华山医院中西医结合科董竞成教授团队数十年来围绕中医药临床疗效评价、作用机制及药效物质基础等关键环节，开展补肾益气方药干预肺肾气虚型慢阻肺和哮喘的疗效和相关基础研究。其团队完成的"补肾益气异病同治干预气道炎症性疾病的研究"项目荣获 2018 年度上海市科技进步奖二等奖。

慢阻肺和哮喘有共同特征：肺肾气虚

慢阻肺和哮喘虽然是两种不同的呼吸系统疾病，有各自的特点，但它们有一个共同特征——气道炎症。这两种病也可能发生在同一个人身上，称为哮喘－慢阻肺重叠综合征（ACOS）。

从中医学角度分析，慢阻肺和哮喘有相似的临床表现，发病时有咳嗽、咯白痰、气喘、气急等症状，中医辨证往往认为病位在肺，并将其归属为咳喘类疾病，包括咳嗽、喘病、哮病等。同时，这两种疾病都是慢性病，中医认为"久病及肾"，日久病位会由肺到脾再到肾，从肺虚发展为肾虚，出现怕冷、腰膝酸软、走路气急（肾不纳气的表现）等症状。董竞成教授团队通过对肺系疾病中医证型分布的研究表明，肺肾气虚是慢阻肺和哮喘的基础证型和中医学特征。

"异病同治"，补肾益气

"异病同治"是中医学的重要特色之一。不同的疾病有相同的证型，可以用相同的理法方药来干预。董竞成教授介绍："慢阻肺、哮喘都有肺肾气虚的证型，可以用补肾益气的方药来治疗；红斑狼疮、更年期综合征、慢性尿路感染等有肾阴虚的证型，可以用知柏地黄丸、六味地黄丸等补肾阴的中药来治疗；哮喘、间质性肺病、红斑狼疮、类风关等有肾阳虚的证型，可以用金匮肾气丸、右归丸等温补肾阳的中药来治疗。"

数十年来，董竞成教授团队深入研究慢阻肺和哮喘这两种气道炎症性疾病，按照中医学"异病同治"的理论，经大量临床研究和相关基础研究证实，用补肾益气方治疗慢阻肺和哮喘，无论是单独应用还是联合西药共同治疗，都取得了较好的疗效。

发时治肺兼顾肾，平时治肾兼顾肺

中医学认为，咳喘反复发作是由于机体内部存在问题，如先天禀赋不足或肺虚、脾虚、肾虚等，在某些特殊外因的刺激下引起发作。所以，发病时主要针对呼吸道症状进行治疗，即"发时治肺"；平时主要针对内因——肾虚进行治疗，即"平时治肾"。

董竞成教授表示，从现代医学的角度理解，中医学的"肾虚"是神经－内分泌－免疫网络多环节、多层次的功能紊乱。慢阻肺、哮喘等患者本身就存在神经、内分泌、免疫功能紊乱，在特定因素的刺激下发病。因此，除了急性发作时需要通过解痉平喘治疗控制病情外，平时也需要进行适当抗炎治疗，调节机体的神经、内分泌和免疫功能。

中医五行理论认为，肺属金，肾属水，金生水，肺与肾之间存在相生关系，相互影响。如果肾水充足，肺金就会更加强盛。如果肺气充沛，对肾气功能的发挥和状态的改善也有一定帮助。

基于此，董竞成教授创新性地提出了"发时治肺兼顾肾，平时治肾兼顾肺"的治疗理念。他还根据肺与肾之间的密切关系，提出"以肺治肾，以肾治肺"的方法治疗肺肾气虚型慢阻肺和哮喘。

"发时治肺"，可以控制哮喘症状；辅以补肾药，能更快地控制症状，缩短发作持续时间，降低发作频率，即"发时治肺兼顾肾"。

没有急性发作时，因内部的隐患——气道炎症仍然存在，有些患者仍有轻微咳嗽、胸闷，有轻度的肺虚表现。所以，缓解期应以补肾（包括补肾气、滋肾阴、温肾阳等）为主，辅以治肺、补肺的药物，以便更好地控制、改善病情。这就是"平时治肾兼顾肺"。

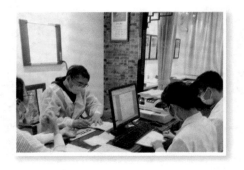

▲ 董竞成教授在看门诊

　　"调节整体，改善局部"也是中医学的一大特色。调节整体可以改善局部，改善局部也能调节整体。对慢阻肺和哮喘患者而言，治肾就是调节整体，治肺就是改善局部。治疗肺病，使其不发作或少发作，患者就不易肾虚，即"以肺治肾"。同样，治疗肾虚，即改善神经－内分泌－免疫网络的功能，肺病发作就会减少或减轻，即"以肾治肺"。董竞成教授团队通过大量临床应用证明，该治疗理念对控制并改善慢阻肺和哮喘患者的病情是有效的，并逐渐得到推广。

8

"痰、气、瘀"同治，提高儿童哮喘疗效

撰稿　王丽云

【项目名称】海派中医徐氏儿科治疗哮喘的临床及基础研究
【奖项】2018 年度上海市科技进步奖二等奖
【主要完成单位】上海中医药大学附属市中医医院
【主要完成人】虞坚尔　薛征　朱慧华　白莉　李利清　吴杰　张新光　刘斐
　　　　　　　赵毅涛　明溪

---- 专家简介 ----

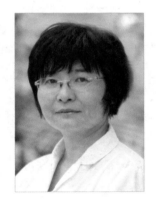

薛征

　　上海中医药大学附属市中医医院儿科主任、主任医师、教授、博士生导师，全国第三批老中医药专家学术继承人，上海市首届中医药领军人才，中华中医药学会儿科分会副主任委员，中国民族医药学会儿科分会副会长，中国中医药研究促进会综合儿科分会副会长。

扫描二维码，观看视频

　　"阴阳失衡，痰、气、瘀互结"是导致哮喘反复发作的关键病机，"痰、气、瘀同治"可标本兼治，提高儿童哮喘疗效。

179

支气管哮喘（简称哮喘）是儿童常见的慢性呼吸系统疾病之一，具有反复发作、难以根治的特点。目前，全球哮喘患者已超 3 亿人，中国哮喘患者约有 3000 万人，其中儿童患者约 1000 万人。近几十年来，我国儿童哮喘发病率逐年上升，城市儿童哮喘发病率更高，大量患儿病情控制不佳。中医药防治儿童哮喘具有独特优势，十余年来，上海中医药大学附属市中医医院虞坚尔教授带领团队致力于儿童哮喘的中医病因病机、临床治疗及基础实验等研究，推动了中医药防治儿童哮喘的开展，由他领衔的"海派中医徐氏儿科治疗哮喘的临床及基础研究"项目获得 2018 年度上海市科技进步奖二等奖。中医是如何认识儿童哮喘发病机制的？中药治疗儿童哮喘有哪些特色和优势？且听该项目第二完成人、上海中医药大学附属市中医医院儿科主任薛征教授分析。

首次提出哮喘关键病机：阴阳失衡，痰、气、瘀互结

西医认为，哮喘是一种慢性气道过敏性炎症性疾病，长年反复吸入过敏物质可刺激细胞及细胞组分释放炎症介质，常伴有气道反应性增高和气道结构重建，导致喘息、气促、胸闷、咳嗽等症状反复发作。临床上，哮喘可分为三期：急性发作期、慢性持续期和缓解稳定期。

中医是怎么认识哮喘的呢？2005 年，海派中医徐氏儿科第四代传人虞坚尔教授在前人研究基础上首次提出"阴阳失衡，痰、气、瘀互结"是导致哮喘反复发作的关键病机；"痰、瘀"是儿童哮喘发病之夙根，痰、气、瘀互结，导致哮喘反复发作，迁延难愈。

薛征教授告诉记者，中、西医对哮喘的认识虽不一样，但是相通的，中医所指的痰、气、瘀，分别对应西医的气道炎症、气道高反应性和气道重建。其中，"痰"与气道炎症关系密切，有形之痰是气道炎症的外在表现；痰邪致病，病势缠绵，阻滞气血，妨碍肺脏功能，亦是气道炎症的内在表现。"气"与气道高反应性密切相关，痰气闭阻，肺络阻塞不畅，导致刺激性痉挛，表现为气道高反应。"瘀"与气道结构重建关系密切，瘀血形成，停滞体内，失去濡养脏腑及再生新血的作用，导致机体病位组织生理功能紊乱及结构损伤。

哮喘病机错综复杂，相互影响，但其万变不离中医阴阳之本。肺、脾、肾生理功能活动属阳，脏腑的物质基础属阴，病理产物痰、瘀之阴邪也属阴，人的阴阳平衡被打破，才是哮喘发生的根本。薛征教授指出，这个观点与近年来哮喘免疫学发病机制研究中众多相互拮抗的细胞亚群及免疫因子失衡相印证。

创制"平喘方"，确立"痰、气、瘀同治"的中医治法

针对哮喘患儿"阴阳失衡，痰、气、瘀互结"之病机，虞坚尔教授总结上海市名中医朱瑞群教授（海派中医徐氏儿科第三代传人）的防治经验，立"痰、气、瘀"同治之法，创制了平喘方。

平喘方立足哮喘发病之本——"伏痰夙瘀"，宣肺降气以定喘治标，化痰祛瘀以除因治本，标本兼治，以期达到平喘的目的。薛征教授介绍，平喘方以炙麻黄等为君，苦杏仁、桃仁等为臣，苏子、莱菔子、黄芩、地龙等为佐，炙甘草等为使，升降并用，阴阳并施，温寒同调，可明显改善哮喘患儿急性发作期的症状、体征和肺功能，且无明显不良反应。

相关临床研究发现，在硫酸沙丁胺醇气雾剂或丙酸倍氯米松气雾剂治疗的基础上，予平喘方加减，有效率明显高于单用硫酸沙丁胺醇气雾剂或丙酸倍氯米松气雾剂。相关基础研究发现，平喘方可对多条信号通路产生影响，调控免疫平衡，改善气道炎症、气道高反应性，抑制气道重建。

创制"黄芩咳喘敷贴散"，发挥"冬病夏治""冬病冬治"优势

在一年中最热的三伏天和最冷的三九天进行中药穴位敷贴治疗，以振奋人体阳气、驱邪外出，即冬病夏治、冬病冬治，是一种历史悠久的哮喘治疗方法。虞坚尔教授团队总结多年哮喘敷贴的临床实践，创制了院内制剂——黄芩咳喘敷贴散。

黄芩咳喘敷贴散主要由白芥子、黄芩、甘遂等组成，治疗儿童哮喘简单、方便、价廉，易于被家长和患儿接受，疗效显著，且无明显副作用及不良反应。薛征教授告诉记者，与传统敷贴药物治疗相比，使用黄芩咳喘敷贴散治疗的有效率明显更高，患儿肺功能改善情况更好。

联合离子导入技术，进一步提高疗效

中药穴位敷贴的疗程较长，每次敷贴的时间也较长，敷贴处皮肤可能会出现过敏、疱疹、破溃等现象。针对这种情况，朱瑞群教授首次将离子导入技术配合中药敷贴应用于小儿哮喘的治疗。虞坚尔教授传承朱瑞群教授学术经验，规范使用离子导入、微波、高频脉冲等技术，配合黄芩咳喘敷贴散，大大缩短了三伏天敷贴治疗的时间，提高了治疗依从性和治疗效果，降低了副作用的发生率。临床研究显示，与单纯中药敷贴相比，中药敷贴联合离子导入技术疗效更好，患儿发作次数更少，病情更轻。近年来，这项技术已在上海多家医院推广，深受患儿家长好评。

挖掘和推广儿童哮喘的膏方治疗

膏方是中医常用的一种传统剂型，口味较好，服用方便，患儿和家长容易接受。虞坚尔教授传承徐氏儿科学术思想，以"平调阴阳"为纲，提倡"发时治标、平时治本、重在治本"的治疗原则，在缓解稳定期用膏方调节患儿肺、脾、肾等脏腑功能，以助消除痰瘀夙根，疗效确切。薛征教授介绍，与吸入激素治疗相比，膏方治疗的有效率差不多，但治疗后1年内，患儿的哮喘发作次数明显减少。

首次提出儿童哮喘的"三阶序治法"

根据哮喘急性发作期、慢性持续期及缓解稳定期的特点，虞坚尔教授制定了"三阶序治法"：在急性发作期（第一阶），降气化痰，以定其喘；在慢性持续期（第二阶），化痰健脾，以固其效；在缓解稳定期（第三阶），调补祛痰，以撼其根。完成1个常规疗程一般需要3个月，难治性哮喘或重症哮喘患儿的治疗多需数个疗程。薛征教授解释道，"三阶序治法"以治喘为纲、治水为常，平调肺脾，化瘀扶正并行，化痰、祛瘀、调气贯穿始终，最终可达到标本兼治、减少复发的效果。

9

中医药防治乙肝四大优势

✍ 撰稿　高月求

【项目名称】肝藏象理论指导下的中医药防治慢性乙型肝炎临床实践
【奖项】2017 年度上海市科技进步奖三等奖
【主要完成单位】上海中医药大学附属曙光医院
【主要完成人】高月求　王灵台　孙学华　周振华　朱晓骏　李曼　张鑫

---- │专│家│简│介│ ----

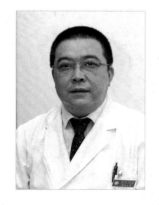

高月求

　　上海中医药大学附属曙光医院副院长、主任医师、教授、博士生导师，中国民族医药学会肝病分会会长，中华中医药学会肝病专业委员会副主任委员，上海市中医药学会肝病专业委员会主任委员。擅长中西医结合防治肝炎、肝硬化、肝癌等各种慢性肝病，以及中医调理慢性疾病躯体不适症状。

扫描二维码，观看视频

　　中医药治疗慢性乙肝的优势有四个：调控免疫，抗肝纤维化，改善临床症状，保肝、降酶、退黄。

肝病是我国的常见病，尤其是慢性乙肝。目前，虽然医学界对慢性乙肝的治疗取得了很多进展，但疗效仍难以令人满意。中医药是慢性乙肝的主要治疗手段，目前上市的中成药有百余种，在临床应用十分广泛。上海中医药大学附属曙光医院肝病科防治慢性乙肝已有 60 余年历史，由高月求教授领衔完成的"肝藏象理论指导下的中医药防治慢性乙型肝炎临床实践"项目，荣获 2017 年度上海市科技进步奖三等奖。

中医药治疗慢性乙肝历史悠久

大家可能认为，乙肝是现代疾病，中医是古老医学，中医不知道如何治疗乙肝。的确，在乙肝病毒被发现之前，中医不认识它，但认识黄疸、肝区胀痛等乙肝相关症状，并形成了完善的诊疗体系。比如，通过观察小便在白绸布上的染色判断黄疸轻重，并以茵陈为主药进行治疗，现在临床上治疗黄疸的茵栀黄注射液、茵陈黄疸冲剂等常用中成药即来源于此。大家熟知的保肝降酶药，如甘草酸苷、联苯双酯，分别来源于中药甘草和五味子。在东汉时期张仲景的著作《金匮要略》中有这样的论述："肝之病，补用酸，助用焦苦，益用甘味之药调之。"中医认为，五味子属于酸性药物，甘草属于甜甘之品，可补肝、益肝，也就是具有保肝作用。总体而言，中医药防治慢性乙肝有四个优势环节。

优势一：调控免疫

虽然抗病毒治疗解决了乙肝患者体内乙肝病毒复制的问题，但很难彻底清除病毒，主要原因是免疫紊乱没有得到纠正。中医药以调理人体状态见长，中医药调理的关键功效在于调整人体的免疫功能。

我们在承担国家传染病重大专项课题时，开展了中医药防治慢性乙肝多中心、大样本临床流行病学调查，发现慢性乙肝的基本病机为脾虚湿热兼肾虚。因此，我们确立了"补肾健脾利湿"治法，并总结多年临床经验，形成了中药复方——补肾健脾利湿方。临床研究证实，补肾健脾利湿方明显提高了患者乙肝病毒表面抗原、e 抗原的阴转率。我们将 164 例服用恩替卡韦（一种抗乙肝病毒药物）1 年以上未产生 HBeAg 血清学转换（乙肝病毒 e 抗原转阴）的慢性乙肝患者随机均分为治疗组与对照组，两组均给予恩替卡韦治疗，治疗组患者加用补肾健脾利湿方。治疗 12 个月后，治疗组患者的 HBeAg 阴转率为 22.56%，明显高于对照组的 11.59%。由此可见，补肾健脾利湿方可提高慢性乙肝患者使用恩替卡韦治疗后的 HBeAg 阴转率。

中药复方为何能提高 HBeAg 阴转率？我们的研究发现，中药复方可提高慢性乙肝患者外周血 NKT 细胞（自然杀伤 T 淋巴细胞）和树突状细胞的数量，降低抑制性 T 淋巴细胞的数量，改善 NK/NKT 细胞分泌抗病毒细胞因子 IFN-γ 的能力，从而提高临床疗效。总之，中医药治疗可从调控细胞免疫入手，提高慢性乙肝患者的免疫应答能力，在抗病毒治疗的基础上，提高乙肝病毒表面抗原、e 抗原阴转率，提高临床疗效。

优势二：抗肝纤维化

肝纤维化是慢性乙肝进展到肝硬化的关键病理改变，阻断肝纤维化进展是治疗的关键。目前，临床应用的抗肝纤维化药物均是中药，比如大家熟知的复方鳖甲软肝片、扶正化瘀胶囊、安络化纤丸等。

我们结合肝纤维化的中医认识，形成了特色方剂——柔肝活血方。使用该方剂可改善慢性乙肝、肝纤维化患者的肝脏炎症和纤维化程度，抑制胶原蛋白分泌，促进其降解，从而发挥抗肝纤维化的作用。

我们发现，慢性乙肝、肝纤维化患者使用补肾健脾利湿方治疗 2 年后，肝脏穿刺病理检查提示肝纤维化逆转率达到 68%，肝脏炎症和纤维化积分也明显降低。此外，我们还开展了以补肾为主治法预防肝硬化进展为原发性肝癌的临床实践，探索肝脏癌前病变的诊断、中西医干预的效果。一些初步结果表明，中医药治疗可以降低乙肝肝硬化患者发生肝癌的风险。

优势三：改善临床症状

慢性乙肝患者常见抑郁、焦虑、失眠、乏力、肝区胀痛或隐痛等临床症状，生活质量因此受到严重影响。在中医理论指导下，辨证应用中药治疗可明显改善上述症状。

在中医"肝主疏泄"理论指导下，应用柴胡疏肝散治疗可显著减轻慢性乙肝患者的焦虑症状。

中医认为，肝为罢极之本，脾主四肢肌肉，肾为作强之官。也就是说，肝、脾、肾亏虚是人体疲劳乏力的原因，补肾、健脾、养肝治疗可以改善症状。临床实践证明，应用养肝健脾补肾方药可改善慢性乙肝患者的疲劳症状。失眠是肝病患者的常见痛苦，中医理论认为"肝藏血、血舍魂"，肝病患者易出现"魂不守舍"的失眠。应用养血疏肝中药复方治疗慢性乙肝伴失眠的患者，可以改善患者的失眠状态，提高患者的睡眠质量。

优势四：保肝、降酶、退黄

虽然抗病毒治疗是慢性乙肝治疗的关键，但并不是全部。近年来发现，肝功能长期反复异常是原发性肝癌的危险因素之一。保肝、降酶、退黄一直是中药治疗慢性乙肝的优势环节之一。临床常用的甘草酸制剂、五味子制剂、垂盆草制剂均来源于中药，保肝降酶疗效显著；茵陈黄疸冲剂、熊胆胶囊、八宝丹、片仔癀均是临床治疗黄疸的常用中药制剂。大量临床实践表明，保肝、降酶、退黄中药联合抗病毒药物治疗，可明显提高慢性乙肝患者的临床疗效，改善患者的预后。

10

解毒化瘀：挽救"受伤"肾

撰稿 黄蕙 张旻

【项目名称】急性肾损伤早期诊断、分子机制及解毒化瘀法干预的研究
【奖项】2017 年度上海市科技进步奖三等奖
【主要完成单位】上海中医药大学附属市中医医院
【主要完成人】龚学忠 邱安东 王跃荣 王骞 汤晓春 王国华 徐欢

---- 专家简介 ----

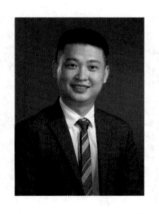

龚学忠

上海中医药大学附属市中医医院肾内科主任、主任医师、教授、博士生导师，中国中药协会肾病专委会常委兼青年委员会副主委，中华中医药学会补肾活血分会委员，上海市中西医结合学会血液净化专委会常委，上海市中医药学会肾病分会委员，上海市医师协会血液净化管理委员会委员。

  扫描二维码，观看视频

急性肾损伤虽然更容易发生在肾病患者中，但也可以发生在原本没有肾损害的健康人中。所有人都应该具备预防和识别急性肾损伤的意识和能力。

急性肾损伤（AKI）是一种突然发生的肾功能在短时间内迅速减退的临床综合征，近年来的发病率有上升趋势。急性肾损伤来势汹汹，凶险异常，若未能得到及时救治，患者的肾功能会在数小时至数天内急转直下，迅速进展至肾功能衰竭，最终不得不依靠透析维持生命。因此，如何早期识别急性肾损伤，找到更有效的阻止肾功能恶化的方法，成为近年来医学界研究的热点。

上海中医药大学附属市中医医院肾病科龚学忠教授从中医治疗肾病的理论和临床实践中获得启发，发现了能早期"预警"急性肾损伤的标志物，并采用"解毒化瘀法"治疗急性肾损伤患者，取得良好疗效。由其领衔完成的"急性肾损伤早期诊断、分子机制及解毒化瘀法干预的研究"项目荣获 2017 年度上海市科技进步奖三等奖。

健康人会发生急性肾损伤吗？如何早期发现急性肾损伤？中医药在治疗急性肾损伤方面有哪些优势？且听专家分析。

急性肾损伤，离你并不远

作为人体内的"清道夫"，肾脏具有生成尿液，排出体内多余水分、代谢产物和有害物质，维持电解质和酸碱平衡，调节血压等重要作用。同时，肾脏也是一个"吃苦耐劳"的器官，有着强大的代偿能力，即便已经发生肾损伤，但只要有一半以上的肾单位发挥作用，患者就可以没有任何症状，肾功能（血肌酐）也可以是正常的。而当患者出现恶心、呕吐等明显不适症状，肾功能检查提示血肌酐升高时，病情往往已经十分严重了。

所谓急性肾损伤，是指肾功能在 48 小时内突然减退，血肌酐升高 ≥ 26.5 微摩 / 升，或 7 天内血肌酐较基础值升高 1.5 倍，或持续 6 小时以上尿量 < 0.5 毫升 /（千克体重·小时）。

很多人认为，急性肾损伤只是肾病患者需要关心的事。实际上，急性肾损伤虽然更容易发生在已有肾脏疾病或存在肾损害高危因素的患者中，但也可以发生在原本没有肾损害的健康人中。

导致急性肾损伤的因素很多，如缺血、药物、毒物、创伤、感染等。值得一提的是，近年来，因服用非甾体抗炎药、抗菌药、利尿剂，甚至不明成分减肥药等导致急性肾损伤，因使用医用造影剂进行检查或介入治疗而诱发急性肾损伤的病例越来越多。可以说，任何人都可能发生急性肾损伤，所有人都应该具备预防和识别急性肾损伤的意识和能力。

急性肾损伤起病隐匿，容易被忽视

急性肾损伤包括从轻度肾损伤到肾功能衰竭的全过程。对急性肾损伤患者而言，越早被发现，越早接受治疗，就越有可能阻止肾功能的进一步恶化，部分患者甚至可以被治愈。然而，由于急性肾损伤早期往往没有明显不适症状或仅有疲劳、腰酸等非特异性症状，患者不一定会及时去医院就诊。同时，由于目前临床常用的肾功能检查指标是血肌酐，而该指标只有在肾损害比较严重的时候才会出现异常，急性肾损伤早期患者的血肌酐或许会比基础值略升高一些，但一般仍处于正常范围，所以若医生心中没有"急性肾损伤"这根弦，患者就会错失最佳治疗时机。

发现更敏感的"预警"指标：尿谷氨酰转肽酶

近年来，国际上出现了一些有助于"预警"急性肾损伤的标志物，包括中性粒细胞明胶酶相关脂质运载蛋白（NGAL）、胱抑素C、肾损伤因子、白介素-18等。龚学忠教授团队对国际上最早报道的急性肾损伤标志物NGAL的结构和功能进行了系统研究，创立reporter小鼠模型，首次证明NGAL符合急性肾损伤早期诊断标志物的要求，并发现急性肾损伤时尿中NGAL来源于远曲小管。目前，NGAL已成为国际上运用最广泛的急性肾损伤标志物。之后，龚学忠教授团队通过进一步研究，发现了一种比NGAL更敏感、检测更方便、价格更便宜的急性肾损伤标志物——尿谷氨酰转肽酶（UGGT）。

"肾脏是由肾单位组成的，每个肾单位分为肾小体和肾小管两部分。肾小体又包括肾小球和肾小囊。相比肾小球，肾小管对外界刺激更敏感。发生急性肾损伤时，最先'受伤'的肯定是肾小管。肾脏内含有丰富的谷氨酰转肽酶（GGT），若肾小管功能正常，这种酶会被肾小管重吸收入血；若肾小管受损，该酶会随尿液排出，可以在尿中被检测到。于是我们就设想，是否可以将尿谷氨酰转氨酶作为早期急性肾损伤的标志物。"龚学忠教授介绍。

基于这一设想，龚学忠带领团队用造影剂制作了急性肾损伤大鼠模型，并测定其 UGGT 水平。结果发现，该指标比正常值升高了 20 倍。之后，他们又分别测定了急性肾损伤患者和肾功能稳定的慢性肾病患者的 UGGT 水平。结果显示，前者显著升高，后者则无明显变化。这充分说明，将 UGGT 作为急性肾损伤的标志物，兼具敏感性和特异性，且检测方便、费用低廉。

提出"护肾"新理念：解毒化瘀

长期以来，急性肾损伤一直缺乏有效的治疗药物，西医多以控制危险因素，纠正水、电解质和酸碱平衡紊乱，以及对症支持治疗为主。已发生肾功能衰竭者，则需要接受透析治疗。

中医治疗肾病有着悠久的历史。从中医角度看，急性肾损伤为中医急重症，来势凶猛，变化迅速，临床表现复杂，多由外邪侵袭脏腑，导致肺、脾、肾之功能异常，水湿浊邪不能排出体外所致。

龚学忠教授团队立足临床实践及名老中医经验，提出急性肾损伤的发生是"毒为先导、因毒致瘀、毒瘀互结"，治疗急性肾损伤应重在"解毒化瘀"。所谓毒邪，既包括六淫之毒、药毒等外毒，也包括湿毒、热毒、瘀毒等内毒。基于此理念，龚学忠主任医师团队采用具有解毒化瘀功效的"制大黄－川芎"药对，形成了专方专药（以"川黄方"为代表的系列方剂），配合中药灌肠方（制大黄、川芎、牡蛎、六月雪等）治疗急性肾损伤患者，取得了较好疗效。

"川芎是一味活血化瘀中药，在急性肾损伤的早、中期加入活血化瘀药，具有改善肾缺血、保护肾功能的作用。制大黄有泻下排毒功效，是治疗尿毒症的常用中药，可以起到'肠道透析'的作用。"龚学忠教授介绍，"经随机、对照临床试验证实，与单用西药治疗的急性肾损伤患者相比，加用中药方案治疗的患者肾功能改善更明显。"

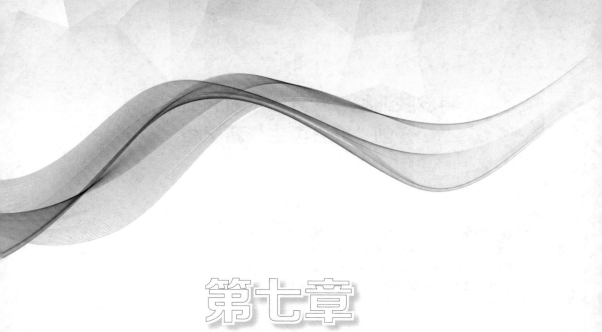

第七章

基础研究

1

将皮肤细胞"转分化"为肝细胞，
开创"肝脏再生"新思路

撰稿 黄 蕙

【项目名称】细胞属性转变的基础和应用研究

【奖项】2018 年度上海市自然科学奖一等奖

【主要完成单位】中国科学院上海生命科学研究院

【主要完成人】惠利健 黄鹏羽 张鲁狄 高义萌 李丹

---- 专家简介 ----

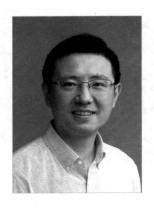

惠利健

中国科学院上海生命科学院上海生物化学和细胞研究所研究员，上海科技大学生命科学与技术学院特聘教授、博士生导师。主要研究方向为肝脏疾病的分子病理机制，特别关注肝脏再生和癌化过程中细胞属性维持与转变（包括转分化、去分化等）的作用和分子机制。

  扫描二维码，收听音频

不同的细胞就像不同职业的人，在各自的工作岗位上发挥着不同的作用。"转分化"就是让一个人转行，比如让农民转行当工人。

2019 年 5 月，中国科学院上海生命科学研究所惠利健等完成的"细胞属性转变的基础和应用研究"项目荣获 2018 年度上海科学技术奖自然科学一等奖。该项目以肝细胞为核心，围绕细胞的转分化和癌化开展研究，实现了小鼠和人类跨胚层转分化肝细胞；证明了转分化肝细胞具有较完备的肝功能，对小鼠肝脏代谢性疾病和急性肝衰竭有治疗效果；揭示了转分化和癌化的共同调控机制，实现了转分化肝细胞的大规模扩增，为其临床应用提供了技术保障。

什么是细胞属性的转变？皮肤细胞是通过什么途径"转分化"为肝细胞的？该项目成果的应用前景如何？一起来听听中国科学院上海生命科学研究院惠利健研究员的分析。

需要了解的三个概念

❶ 再生

很多人都知道，低等动物的再生能力很强，比如大鲵、蝾螈等，其肢体受损后能够很快再生，且可以完美恢复到损伤前的"原貌"。随着物种进化，在哺乳动物等高等动物中已经看不到这种强大的再生能力。人体的大多数重要脏器和组织（如神经系统、心脏、肺、肾脏等）都不具备有效的自我修复和再生能力。而再生医学就是一门促进创伤与组织器官缺损的生理性修复，进行组织器官再生与功能重建的学科。

❷ 干细胞

干细胞是一类具有多向分化潜能和自我更新能力的细胞，在体内能够分化产生某种特定组织类型的细胞。正因为如此，它一直是再生医学研究的热点领域。目前，尝试将干细胞用于治疗疾病的研究很多，外周造血干细胞移植治疗白血病是干细胞治疗领域的成功典范。

干细胞分为胚胎干细胞和成

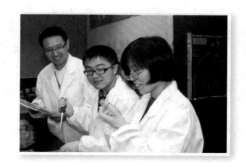

▲ 惠利健教授指导学生做实验

体干细胞。胚胎干细胞具有发育全能性，从理论上说可以诱导分化为机体所有种类的细胞。成体干细胞是存在于已经分化组织中的未分化细胞，这种细胞能自我更新并在特定条件下转化为该类型组织的细胞，如造血干细胞、骨髓间充质干细胞、神经干细胞、肝干细胞、皮肤表皮干细胞、肠上皮干细胞、胰腺干细胞等。

❸ 转分化

由于成体干细胞的获取并不容易，疗效也不太确定。于是，科学家们大胆设想，如果可以找到一种使细胞从一种分化属性直接转化为另一种分化属性的方法，就能绕开"干细胞"这个环节，开辟一条新路。不过，既往的理论均认为，在高等动物的发育过程中，干细胞向终末细胞分化的过程是单向的，且在正常生理状态下，终末分化细胞是稳定的，不会转变为其他类型的细胞。

可喜的是，近年来有多个国家的研究人员发现，在特定条件下，细胞的属性是可以转变的，这就是"转分化"。简而言之，"转分化"就是一种可以直接将某种终末分化细胞转分化为另一种终末分化细胞的过程，比如在特定条件下，皮肤细胞可以变为肝细胞。

皮肤细胞是如何"变身"为肝细胞的

惠利健研究员用生动的比喻来解释"转分化"这个术语："不同的细胞就像不同职业的人，在各自的工作岗位上发挥着不同的作用。'转分化'就是让一个人转行，比如让农民转行当工人，且随着转行，他所从事的工作也相应改变了。"

中国是肝病大国，目前约有4亿肝病患者。对终末期肝病患者而言，最有效的治疗手段是肝移植。然而，由于供肝短缺和治疗费用高

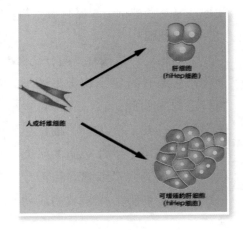

▲ 图1　成纤维细胞（皮肤细胞）转分化为肝细胞示意图

昂，大量患者因无法得到及时治疗而死亡。

经过数年的研究，惠利健研究员团队通过过表达 *FOXA3*、*HNF1A* 和 *GATA4* 基因，成功将小鼠成纤维细胞（皮肤细胞）直接转分化为肝细胞（hiHep 细胞），首次证明了肝脏以外的体细胞可以被诱导直接转化为肝细胞（hiHep 细胞）。该研究在国际上属首次报道，具有开创性意义（图 1）。

"工种"变，"功能"也变

惠利健研究员告诉记者，将皮肤细胞成功转分化为肝细胞，只能算是迈出了第一步。虽然肝细胞在体内具有强大的再生能力，但在体外，肝细胞的这种能力就完全消失了。于是，如何让这些转分化而来的肝细胞在体外也能够大量扩增，成为摆在他们面前的又一难题。

在经历了一次次失败后，惠利健团队终于发现了使肝细胞在体外实现大量扩增的办法。他们发现，细胞衰老、凋亡的信号通路是转分化的关键负调控机制，只要通过抑制相关通路，就能实现转分化肝细胞的大规模扩增。

肝细胞有了，大量扩增也不是问题了，那么这些从皮肤细胞"转行"过来的肝细胞们，是否具有与肝脏细胞类似的功能呢？要知道，肝脏是人体内的"化工厂"，具有解毒、合成、分泌、代谢等多种功能，除了肝移植以外，目前尚无替代品。

这一点，惠利健研究员早就想到并已通过动物实验证实了：这些"转分化"而来肝细胞具有较完备的肝功能，如积累糖原、分泌血清白蛋白、吸收和积累脂质、药物代谢和胆汁排泄等，对小鼠肝脏代谢性疾病和急性肝衰竭具有治疗效果。简而言之，这些从皮肤细胞"转行"而来的肝细胞并非"徒有其表"。

"生物人工肝"，即将造福重症肝病患者

既然转分化肝细胞具有与肝脏细胞类似的功能，那么是否可以从患者身上获取皮肤细胞，将其转分化为肝细胞，再回输给患者，使之发挥肝细胞的功能呢？惠利健研究员表示，这一做法从理论上说是可行的。不过，

考虑到在细胞转分化过程中进行过一些遗传学操作，若直接将这些转分化肝细胞输入人体，可能存在一定的风险。因此，他们转变了思路，设计了一个与肾脏透析类似的"生物人工肝"装置（图2）。

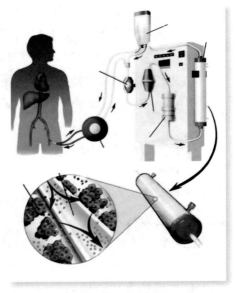

▲ 图2 生物人工肝示意图

动物实验证实，将肝衰竭动物的血浆在体外经"转分化肝细胞生物人工肝"解毒、代谢并获得营养成分后，再回输到动物体内，可以起到暂时替代肝脏的作用，同时也能避免体外培养的转分化肝细胞进入体内可能引发的种种风险。在此之前，由于缺乏肝细胞来源，生物人工肝主要采用动物（猪）的肝细胞或人类的肝肿瘤细胞。

惠利健研究员表示，转分化肝细胞生物人工肝目前已经实现了技术专利授权与转化，并已经在部分医院开展临床研究。相信在不久的将来，这一成果将使大量重症肝病患者获益。

"转分化"与"癌化"：调控机制相同，有望带来癌症治疗新策略

与转分化类似，持续的组织损伤会造成细胞属性的恶性转变——癌化，使正常细胞转变为恶性增殖的癌化细胞。

"转分化和癌化是细胞属性转变的不同形式，存在共同的调控机制。"惠利健研究员告诉记者，"我们的研究发现一个重要促癌基因 *Survivin*，它在肝脏损伤再生中对胆管反应来源的肝干细胞活化进行调控。这一发现对于建立促进再生、避免癌化的精准治疗具有重要意义。"

最新进展：从"转分化"到"去分化"，创新永远在路上

在进行"转分化"研究（将一种细胞转变为另一种细胞）的同时，惠

利健研究团队又将目光聚焦于"去分化"的研究（图3）。所谓"去分化"，通俗地说，就是在特定条件下，体内具有可塑性的细胞会发生"返祖"现象，转变为具有分化潜能的前体细胞。惠利健研究员团队发现，肝细胞在遭受损伤的情况下，会"去分化"为肝前体细胞（也可称为"肝干细胞"）。同时，他们还掌握了使肝干细胞在体外大量扩增的技术，可以将肝干细胞在体外增殖 10 000 倍，并证明了这些细胞在体内具有分化为肝细胞的能力。惠利健研究员表示，"去分化"+体外扩增技术使肝干细胞的来源不再是问题，且由于没有经过遗传学操作，这些细胞对人体是安全的。未来，如果这些肝干细胞能够应用于临床治疗，将有望开创肝脏再生新思路，甚至有望使一部分肝衰竭患者免于肝移植。

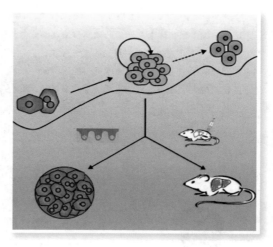

▲ 图3 去分化示意图

2

揭露糖化终末产物的"恶行"

撰稿 苏青

【项目名称】糖化终末产物新的致病作用及临床应用
【奖项】2018 年度上海市科技进步奖三等奖
【主要完成单位】上海交通大学医学院附属新华医院 上海交通大学
【主要完成人】苏青 林宁 陈寒蓓 张洪梅 孔祥 邓儒元 童雪梅

—— 专家简介 ——

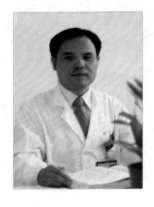

苏青

上海交通大学医学院附属新华医院内分泌科主任、主任医师、教授、博士生导师，中华医学会糖尿病学分会常委，上海市医学会糖尿病专科分会副主任委员。擅长糖尿病及其并发症、甲状腺疾病、血脂异常、尿崩症等疾病的诊治。

  扫描二维码，收听音频

糖化终末产物蓄积于人体组织器官中，促进糖尿病的发生和发展，不仅与糖尿病并发症、动脉粥样硬化、衰老等密切相关，还可促进肿瘤细胞的增殖。

随着社会经济的发展和人们生活方式的改变，2 型糖尿病的患病率不断攀升。糖尿病及其并发症不仅严重威胁患者的健康和生命，也加重了社会经济负担，成为重大的公共卫生问题。糖化终末产物是一类具有致病作用的葡萄糖衍生物，由葡萄糖在体内与蛋白质等大分子缓慢作用而形成。过去，医学界对糖化终末产物致病作用的认识局限于传统的糖尿病慢性并发症及衰老方面。近 10 多年来，上海交通大学医学院附属新华医院内分泌科苏青教授团队专注于糖化终末产物在糖尿病及其并发症中的作用机制研究，发现了糖化终末产物的新致病作用，并创新性地延伸了糖尿病慢性并发症的定义。

什么是糖化终末产物

糖化终末产物 (AGEs) 是由葡萄糖等碳水化合物与含氨基的生物分子（主要为蛋白质，也包括核酸和脂类）通过非酶糖化缓慢作用而形成的一类结构复杂的化合物。糖化终末产物可蓄积于人体的不同组织器官中，如晶状体、心肌、血管内皮细胞、神经细胞、肾脏、肝脏和肺等。随着年龄增长，人体内糖化终末产物的水平会缓慢升高。糖化终末产物并非糖尿病患者所特有，所有人体内均可检出。但是，高血糖加速了糖化终末产物的产生，使其在体内大量蓄积。

糖化终末产物与糖尿病并发症、动脉粥样硬化、衰老等密切相关

糖化终末产物结构复杂，不仅可直接影响蛋白质等生物大分子的结构和功能，还可与细胞膜上特定的受体结合，继而影响靶细胞的功能。当糖化终末产物积累过量时，会影响组织器官的正常功能，产生一系列病理反应，其与糖尿病并发症、动脉粥样硬化、衰老等的发生和发展密切相关。

糖化终末产物的积聚可导致营养神经束的微血管狭窄，并使其基底膜增厚，从而影响神经细胞的氧气和营养供给；神经元骨架蛋白等被糖化后，可引起轴突变性及脱髓鞘，从而影响轴浆运输和神经传导，加重糖尿病神经病变。糖化终末产物还可造成肾脏结构破坏和功能丧失，导致糖尿病肾病甚至尿毒症的发生和发展。

糖化终末产物不仅可诱导血管内皮细胞发生氧化应激，造成细胞损伤，还可诱导内皮祖细胞凋亡和功能紊乱。而内皮祖细胞可修复损伤的内皮细胞，对心血管有保护作用。由此可以推断，糖化终末产物引起的血管内皮细胞和内皮祖细胞损伤，可能是其促进动脉粥样硬化的最重要途径。最近有研究显示，糖化终末产物与血小板膜表面受体 CD36 结合，可诱发血栓形成，这可能是糖化终末产物促进心脑血管事件发生的重要机制。

此外，脂蛋白被糖化后，其功能会受到显著影响。例如，小而密的低密度脂蛋白（LDL）较普通脂蛋白更易发生糖化，其糖化后，不易与 LDL 受体结合，而易与吞噬细胞受体结合，诱导吞噬细胞转化为泡沫细胞，可导致和加速动脉粥样硬化斑块的形成。高密度脂蛋白（HDL）亦可发生糖化，其糖化后，抗动脉粥样硬化的能力会被削弱。

糖化终末产物在皮肤中不断累积，可导致真皮胶原蛋白发生交联，促进成纤维细胞凋亡，使皮肤弹性下降，皱纹增多。糖化终末产物亦涉及阿尔茨海默病患者脑内淀粉样蛋白和神经纤维缠结的形成，可加速病情进展。

发现糖化终末产物新致病作用

❶ 损伤胰岛B细胞

胰岛 B 细胞功能进行性减退是糖尿病不断进展、血糖控制不佳的关键因素，其机制目前尚未阐明。我们团队研究发现，糖化终末产物可作用于胰岛 B 细胞上的糖化终末产物受体（RAGE），引起氧化应激，造成胰岛 B 细胞损伤。以抗 RAGE 抗体阻断 RAGE，可改善糖化终末产物诱导的氧化应激及胰岛 B 细胞损伤。这一发现表明，高血糖不仅对胰岛 B 细胞有直接损伤作用，还可通过产生糖化终末产物发挥间接效应，这在一定程度上拓展了葡萄糖毒性的概念。

我们团队进一步研究发现，芝麻素对糖化终末产物诱导的胰岛 B 细胞损伤具有一定的修复作用。芝麻素是从芝麻中提取的单一有效成分，可抗氧化应激，改善糖化终末产物导致的胰岛 B 细胞凋亡和胰岛素分泌功能损伤，为保护胰岛 B 细胞提供了新的途径，为进一步的临床研究奠定了理论基础。

❷ 促进肿瘤细胞增殖

值得重视的是，糖尿病患者恶性肿瘤的发生率远高于非糖尿病人群，且糖尿病患者发生肿瘤后，预后更差。糖尿病与肿瘤之间的关系甚为密切，但机制未明。

糖尿病患者容易罹患的恶性肿瘤包括结肠癌、直肠癌、胃癌、肝癌、胰腺癌、乳腺癌和胆囊癌等。我们研究发现，糖化终末产物可促进结肠癌和肝癌细胞的增殖。在用糖化终末产物处理的结肠癌细胞中，某些促使肿瘤细胞增殖的转录因子及氧化应激反应都明显增加，这些反应均与RAGE相关，阻断RAGE能抑制转录因子的表达和氧化应激反应，从而抑制肿瘤细胞的增殖。通过进一步研究，我们还发现糖化终末产物可促进肿瘤细胞的侵袭和迁移，阻断RAGE能逆转这一过程，并且阐明了可能的分子机制。上述研究结果表明：在某种程度上，恶性肿瘤可以算作糖尿病的并发症之一；通过强化降糖治疗使血糖达标，降低体内糖化终末产物的含量，可能对糖尿病患者预防恶性肿瘤具有重要意义。

将糖化终末产物测定用于判断患者预后

基于上述研究，我们团队首次将大肠癌及胃癌患者癌组织中RAGE测定用于糖尿病合并肿瘤患者的预后判断。结果显示，在中国汉族人群中，肿瘤组织中RAGE的过度表达与淋巴结转移和肿瘤分期呈正相关。也就是说，大肠癌及胃癌患者癌组织中的RAGE水平越高，越容易发生淋巴结转移，肿瘤进展程度越高。

我们还发现，糖化终末产物的主要成分，如血浆羧甲基赖氨酸(CML)、甲基乙二醛(MG)，以及皮肤糖化终末产物，可作为生物标志物用于糖尿病及并发症筛查、疗效评估和并发症预测。为此，我们团队建立了血浆MG高效液相色谱－串联质谱测定方法，发现血浆CML、MG及皮肤糖化终末产物水平与糖化血红蛋白(HbA1c)呈正相关。此外，对合并大肠癌或胃癌的糖尿病患者进行血浆糖化终末产物测定，对预后也有一定的预测价值。

3

探寻遗传性胆汁淤积症的"致病元凶"

✍ 撰稿 王丽云

【项目名称】遗传性胆汁淤积症临床及基因变异特征研究
【奖项】2017 年度上海市科技进步奖三等奖
【主要完成单位】复旦大学附属儿科医院
【主要完成人】王建设 陆怡 龚敬宇 谢新宝 张梅红 方微园 李丽婷

---- 专家简介 ----

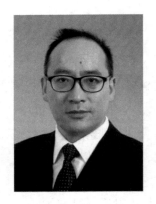

王建设

国家儿童医学中心（上海）感染与免疫临床中心主任，复旦大学附属儿科医院感染传染科主任、肝病科主任、主任医师、教授、博士生导师，中华医学会儿科学分会感染学组副组长，中华医学会肝病学分会遗传性肝病协作组副组长，中华医学会感染病学分会第八、第九、第十届委员会委员兼小儿肝病和感染学组组长。

  扫描二维码，观看视频

研究遗传性胆汁淤积症致病基因的主要意义在于：指导临床治疗，预测肝移植疗效，指导患儿父母再生育健康的孩子。

202

随着甲肝疫苗、乙肝疫苗的普遍应用，人们生活水平、卫生水平的提高，以及生活方式的改变，儿童肝脏疾病谱发生了明显变化：病毒性肝炎等感染性肝病患儿逐渐减少，非感染性慢性肝病患儿逐渐增多。

十余年来，复旦大学附属儿科医院王建设教授团队专注于遗传性肝病，特别是遗传性胆汁淤积症的研究，在国内率先发现并报道了多种遗传性胆汁淤积症，在国际上首先报道了多种新的基因缺陷类型，并对患儿进行针对性治疗，使许多患儿得以长期无病生存。由王建设教授领衔完成的"遗传性胆汁淤积症临床及基因变异特征研究"项目荣获 2017 年度上海市科技进步奖三等奖。

什么是胆汁淤积症？导致遗传性胆汁淤积症的"元凶"有哪些？发现致病基因后，能给患儿的治疗带来"光明"吗？且听专家分析。

胆汁淤积，新生儿病理性黄疸的最常见原因

新生儿在出生后 2 周内可出现皮肤发黄等症状，之后会慢慢消退，医学上称之为生理性黄疸。如果宝宝出生 2 周以后，黄疸仍然没有消退，或者退而复现，家长就要提高警惕，及时带宝宝去医院就诊，让其接受相关检查，排除病理性黄疸的可能。胆汁淤积是导致新生儿病理性黄疸的最常见原因。据国外文献报道，婴儿胆汁淤积的发生率为 1/2500 ～ 1/5000；我国缺乏相应的流行病学资料，但研究者普遍认为其发生率明显高于西方国家。

胆汁淤积是原本应该通过胆道系统排入肠道的胆红素、胆汁酸等物质蓄积在体内所致，临床表现为黄疸、胆红素或（和）胆汁酸升高。胆汁淤积性肝病是以 ALP（碱性磷酸酶）或 GGT（γ–谷氨酰转肽酶）升高为主的肝损伤，最终可发展为胆汁淤积症。

在儿童肝病中，婴儿期胆汁淤积症是导致患儿需要肝移植，甚至死亡的主要疾病。遗传因素是引起婴儿期胆汁淤积症的重要原因，也是成人期肝病不可忽视的重要原因。王建设教授介绍，在婴儿胆汁淤积症的病因中，胆道闭锁约占 1/3，存在明确基因缺陷的约占 1/3，不明原因的约占 1/3；根据是否伴有血 GGT 升高，胆汁淤积症又分为低 GGT 型和高 GGT 型，低 GGT 型几乎都存在基因缺陷，高 GGT 型中也有部分由遗传因素引

起；遗传性胆汁淤积症多为单基因遗传病，致病基因数量众多、功能复杂，涉及胆固醇和胆汁酸合成、转运、代谢等多个方面，明确致病基因后的个性化管理可以显著改善患者预后。

聚焦基因突变，发现多种遗传性胆汁淤积症

随着分子生物学的发展，越来越多的遗传性胆汁淤积症及其相关基因缺陷被发现和认识。自 2003 年开始，王建设教授团队即开展已知遗传性胆汁淤积症的诊断和治疗，在国内率先诊断并报道了一系列遗传性胆汁淤积症。在此基础上，他们还聚焦发现新致病基因的研究，在国际上首先报道了一些疾病新表型，使我国婴儿期胆汁淤积症的诊断和治疗达到国际先进水平。

2007 年，王建设教授团队在国内首先报道 Alagille 综合征病例系列，并提示 Alagille 综合征是我国婴儿期慢性胆汁淤积症的重要原因。2012 年，他们又在国内首先报道针对 Alagille 综合征病例 *JAG1* 基因的检测，并对其基因突变谱和特征进行了分析。2014 年，该团队在国内首次报道了 2 例 ARC 综合征（关节挛缩 – 肾功能损害 – 胆汁淤积综合征）。

进行性家族性肝内胆汁淤积症（FPIC）是一组常染色体隐性遗传病，根据致病基因的不同，目前分为 1 ~ 6 型。其中，*ATP8B1* 基因缺陷引起的 PFIC 1 型和 ABCB11 基因缺陷引起的 PFIC 2 型约占 2/3。2010 年，王建设教授团队通过检测 *ATP8B1* 基因，在国内首次确诊并报道 PFIC 1 型病例系列，并与 PFIC 2 型进行比较，发现肝脏组织学检查对鉴别诊断很有帮助。同年，该团队在国内首次报道 PFIC 2 型病例系列，并指出 *ABCB11* 基因变异在中国患儿中发挥重要作用，且基因变异类型多样，基因突变谱和其他地区不同。2012 年，该团队在国内首次确诊并报道 3 例 PFIC 3 型患者。2017 年，王建设教授团队鉴定了 *MYO5B* 基因缺陷引起的低 GGT 胆汁淤积症谱系，被国际公认为 PFIC 6 型。其后，该团队又在国际上首次发现了 USP53 缺陷病。他们从百余例遗传性低 GGT 胆汁淤积症病例中，筛选出 44 例遗传学病因不明的患儿，进行"全外显子组"测序，最终发现 5 个患儿存在 USP53 基因纯合或复合杂合"双突变"现象。这 5 名患儿的父

母没有胆汁淤积症，但各携带了 1 个突变基因，并遗传给了患儿；患儿的其他健康兄弟姐妹只携带 1 个或没有携带该突变基因。在随后的临床工作中，该团队又陆续确诊了 2 例 *USP53* 基因缺陷病患儿。

明确诊断，为治疗和再生育指引方向

王建设教授团队的研究大大提高了对遗传性胆汁淤积症的认识，有助于儿童各种类型胆汁淤积症的早期发现、早期诊断和早期治疗。十几年来，他们诊治了几千例胆汁淤积症患儿。

王建设教授指出，虽然部分胆汁淤积症没有很好的治疗方法，但是明确诊断仍然意义重大，可以为患儿的治疗和患儿家庭的再生育指引方向。

首先，不同基因缺陷所致的胆汁淤积症的特点不同，治疗方法也不同。比如：胆汁酸合成缺陷患儿使用鹅去氧胆酸治疗既简单又有效，王建设教授团队于 2011 年确诊并报道了国内首例胆汁酸合成缺陷 1 型患儿，2012 年在国内首先报道了 2 例胆汁酸合成缺陷 2 型患儿，采用鹅去氧胆酸治疗后，患儿的临床症状完全缓解，获得长期无病生存；该团队在国际上首次报道 FPIC 1 型患儿可伴有甲状腺功能减退，提示应评估患儿甲状腺功能，并给予针对性治疗；Citrin 蛋白缺陷（*SLC25A13* 基因突变引起）导致的新生儿肝内胆汁淤积症（NICCD）是一种自限性疾病，通过饮食控制（如去乳糖饮食、补充富含中链脂肪酸食品和脂溶性维生素等）及对症治疗，多数患儿的症状可在 1 岁内消失；等等。

其次，终末期遗传性胆汁淤积症患儿接受肝移植手术以后，疗效差异很大，而明确病因有助于预测肝移植的效果。比如：PFIC 2 型患儿无肝外长期病变，且肝癌发生率高，肝移植效果好；PFIC 1 型患儿常伴有肝外表现，肝移植后并不能改善肝外病变，且患儿常发生胆汁性腹泻（肠道不耐受），移植的肝脏很快会发生脂肪肝，若能在肝移植后进行胆汁转流术，则有助于预防或减轻腹泻。

此外，明确诊断对生育过遗传性胆汁淤积症患儿的家庭而言，也十分重要。若患儿父母有再生育计划，可借助产前诊断、第三代试管婴儿等技术，避免"重蹈覆辙"，生育一个健康的孩子。

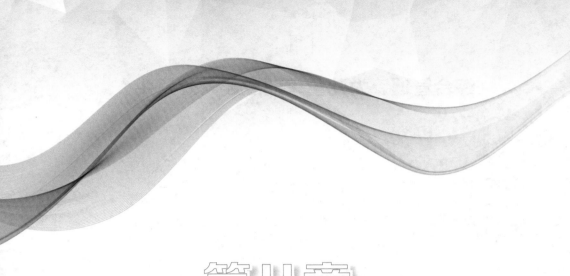

第八章

保健与康复

1

综合管理，为儿童早期发展"开好头"

撰稿 张磊

【项目名称】 0～3 岁婴幼儿生长发育监测、评估与家庭支持系统研究与应用
【奖项】 2017 年度上海市科技进步奖三等奖
【主要完成单位】 上海交通大学附属儿童医院
【主要完成人】 于广军 陈津津 田园 王瑜 姚国英 冯金彩 陈菲

---- 专家简介 ----

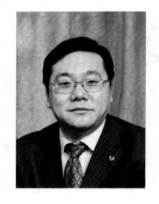

于广军

上海交通大学附属儿童医院院长、教授、博士生导师，上海交通大学中国医院发展研究院医疗信息研究所所长，中国妇幼保健协会精准医学专业委员会主任委员，中国卫生信息学会健康医疗大数据医疗质量管理与监督专业委员会副主任委员，上海市预防医学会副会长。

  扫描二维码，观看视频

我国儿童健康关注点已从"求生存"转为"谋发展"。通过监测工具的开发与应用，引导家长主动参与儿童生长发育监测，变被动为主动，为儿童美好未来"开好头，起好步"。

在人的一生中，婴幼儿阶段（0～3岁）是体格、认知、行为、情绪、精神和社会适应性发育最快的时期，成人大脑重量的80%在这一阶段发育完成。上海交通大学附属儿童医院于广军教授团队历时十余年，围绕3岁以下儿童生长发育与高危儿综合管理展开研究，由其领衔完成的"0～3岁婴幼儿生长发育监测、评估与家庭支持系统研究与应用"项目荣获2017年度上海市科技进步奖三等奖。儿童生长发育的重点监测内容有哪些？如何让家长掌握孩子生长发育的规律与保健要领？高危儿的规范化管理又有哪些新举措？且听专家分析。

全面监测，让儿童早期发展有章可循

❶ 制定生长发育曲线"上海标准"

每个孩子的生长轨迹因遗传、环境、饮食习惯等多种因素不同而有所差异，科学的监测是正确判断生长水平的基础。世界卫生组织（WHO）推荐的生长发育曲线是儿童体格发育监测最常用的测量工具，但因环境与地域差异，上海婴幼儿的生长发育评价体系尚缺乏统一的标准。于广军教授团队根据上海市婴幼儿体格调查结果，建立了"3岁以下儿童生长发育评价图（上海标准）"，引导家长参与生长曲线图的绘制与分析，通过动态监测儿童身高、体重等指标，尽早识别生长迟缓等体格发育异常，并及时干预。

❷ 评估儿童神经精神发育水平

当代家庭对孩子的关注度远高于以往，关注点也从过去偏重体格发育扩大到神经精神发育层面，儿童保健门诊也不再是"测身高、量体重"的地方。然而，我国尚缺乏快速有效、覆盖各月龄儿童的神经精神发育监测工具，常依靠医生既往经验与主观判断。

对此，于广军教授团队引进了美国"年龄和发育进程问卷（ASQ）"量表，根据我国儿童情况进行"本土化"改造后，在上海市各社区卫生服务中心投入使用。当家长带孩子去社区卫生服务中心随访时，需要填写与孩子年龄对应的ASQ量表，并由医生"打分"，以量化数据评估孩子近阶段大动作、精细动作、解决问题、沟通、社交情感5方面的发育情况是否正常。自2013年9月量表投入使用至今，累计约6万名儿童得到了神经精神发育的监测，筛查出可疑发育落后的儿童约 14.8%，发育异常儿童约 2.17%。根据 ASQ 量表结果，医生对发育落后或不足者采取相应干预措施，尽可能地帮助"掉队"儿童早日"归队"。

❸ 编写"喂养指南"，让婴幼儿吃得好、吃得对

0～3 岁婴幼儿的主要营养来源是奶制品喂养（母乳或奶粉）与辅食，但由于缺乏大样本的调查研究，我国婴幼儿喂养及饮食行为是否存在问题，存在什么问题，均不得而知。

自 2012 年起，于广军教授团队在总结既往研究的基础上，制定了标准化婴幼儿营养膳食与行为评估问卷，还原了上海市婴幼儿父母喂养行为的概貌并给予分析。在此基础上编写的《0～3 岁婴幼儿营养膳食和行为手册》，既为家长正确喂养提供了参考，又让儿童保健医生在分析影响婴幼儿生长发育的主要膳食与喂养因素时有据可依，并给出了干预方向。

多管齐下，为高危儿保驾护航

高危儿指在母亲妊娠期和分娩期、新生儿期及婴幼儿期内，存在对胎儿、婴儿生长发育不利的各种高危因素的特殊人群，如早产儿、低出生体重儿等。高危儿管理向来是儿童保健工作的重中之重。

❶ 多学科"齐心协力"，助早产儿实现"生长追赶"

"产科和新生儿重症监护技术的快速发展，使高危儿的存活率有了明显提高。但这些孩子在成长道路上还需要面对发育迟缓等多种并发症，如果得不到及时有效的治疗，这些问题很可能伴随终身。我国每年有 2000 万新生儿出生，其中 10%～20% 属于高危儿；0～3 岁是儿童中枢神经系统迅速发育的阶段，在这一阶段对高危儿进行系统的健康管理，能最大程度提升其早期发展水平。"于广军教授介绍。

从 2013 年起，于广军教授组建了一支由新生儿科、儿童保健科、健康管理部、康复科组成的高危儿随访"队伍"，对高危儿中占比最大（70%～80%）的早产儿进行适时、有效的干预，内容包括：给予母乳及母乳强化剂喂养指导，对无法母乳喂养者给予合适的配方奶喂养指导；视早产儿生长发育情况，指导辅食的添加和良好饮食习惯的养成；完成每月龄

ASQ 问卷调查，给予每月龄大运动、精细动作训练示范；增强语言、社交和情感发育能区的游戏活动；等等。高危儿随访整合门诊运行 8 年来，累计管理高危儿近 4000 名。就早产儿管理成果来看，12 矫正月龄（从预产期算起，即实际月龄减去提前出生月龄）儿童的发育迟缓发生率显著降低（运动发育迟缓降低约 25%，语言发育迟缓降低约 35%，认知发育迟缓降低约 17%，社交情绪发育迟缓降低约 17%），且发育迟缓发生率随月龄呈逐渐下降趋势；到 18 矫正月龄时，大多数早产儿的整体发育水平能赶上足月儿。

❷ 创建上海首家公益母乳库，惠及半数院内高危儿

"对高危儿而言，母乳不仅是食物，更是预防感染、肠道疾病的'良药'。但由于产妇乳汁分泌不足或新生儿住院等因素影响，并非所有孩子都能享用母乳。"于广军教授对记者说道。

2016 年，上海交通大学附属儿童医院建立了上海市首家公益性质的母乳库，对前来捐赠母乳的"爱心妈妈"严格筛选，在确保安全的情况下接受母乳捐赠。截至 2021 年 2 月，母乳库累计接受母乳捐献者 674 人、母乳约 460 万毫升。这些母乳为喂养困难的高危儿提供了营养支持，使本院新生儿科的母乳喂养覆盖率提高至 56%，受益患儿 1259 人。

依托互联网，将儿童保健延伸至家庭

儿童健康行为的建立与家庭中每位成员密不可分。由于传统认知与健康知识的受限，我国家长对儿童的体格发育、神经精神发育、营养膳食与饮食行为监测参与度低，且较为被动，家庭未能真正成为儿童生长发育监测的"大本营"，导致孩子的某些异常情况在被发现时已错过最佳干预期。

依托互联网、物联网技术的发展和智能设备的普及，于广军教授团队开发了供家长使用的儿童生长发育监测与健康教育 App（新手妈咪），家长通过定期测量孩子的身高、体重，可实时评估发育指标，监测发育轨迹，详细记录各阶段语言、动作等的发育情况，以及膳食营养、饮食行为等信息，定期向儿保医生反馈，及早发现异常。日常生活中，家长还能通过官方各类互联网平台，获取家庭育儿方法、常见疾病的防治、儿童意外伤害

防护等医学科普知识，提高家长的育儿能力。

在对高危儿的健康监测与信息管理方面，于广军教授联手区县级妇幼保健机构（普陀区妇幼保健院、嘉定区妇幼保健院、长宁区妇幼保健院），构建了"三级专科医院－二级妇幼保健机构－家庭"互联互通的全程高危儿童健康管理模式，便于高危儿健康管理与就医双向转诊。

未来: 探究高危儿病因及防治策略

"临床上，一些发育迟缓或智力低下的高危儿即使经过了规范的康复训练，仍收效甚微，说明他们很可能存在基因或染色体异常。"于广军教授介绍。

近年来，于广军教授团队对发育迟缓或智力低下的高危儿开展基因检测，构建高危儿发育迟缓基因样本库，力求探索出针对发育迟缓、智力低下患儿的临床诊断路径。同时，该基因样本库的建立也将为家长提供个性化再生育指导方案，从根本上阻断遗传性疾病，达到优生优育的目标。

2

治腰痛"利器"——核心稳定训练

撰稿　王丽云

【项目名称】核心稳定训练治疗腰痛的关键技术研究与推广应用
【奖项】2018年度上海市科技进步奖三等奖
【主要完成单位】上海体育学院　复旦大学附属华东医院　上海市浦东新区公利医院
【主要完成人】王雪强　黄强民　郑洁皎　陈佩杰　黎涌明　毕霞　刘静

---- 专家简介 ----

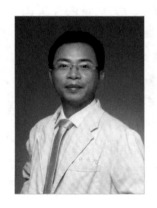

王雪强

上海体育学院运动科学学院运动康复学系教授、博士生导师，上海上体伤骨科医院院长，上海市"曙光学者"，中国老年学和老年医学学会运动健康科学分会青年工作委员会主任委员，中国康复医学会疼痛康复专业委员会委员，上海市康复医学会副秘书长，上海市医学会运动医学专科分会运动康复学组副组长。

  扫描二维码，观看视频

腰部神经肌肉功能下降是引起腰痛的重要因素之一，核心稳定训练可激活核心肌群，增强其协调和平衡能力，治疗腰痛的效果优于传统运动训练。

作为一种常见症状，腰痛是成年人普遍存在的健康问题，人一生中发生腰痛的概率高达 84%。近年来，随着生活和工作环境的改变、节奏的加快，腰痛的发生率有增加趋势。腰痛对生活和工作的影响涉及很多方面，如生活自理能力、提举重物、行走、坐立、站立、睡眠、性生活、外出、旅行等等。如何有效治疗腰痛一直都是康复医学、运动医学领域的研究热点。近十年来，上海体育学院运动科学学院运动康复学系王雪强教授团队聚焦腰痛的运动治疗，阐明了核心稳定训练的关键技术，显著提高了疗效，为体医融合治疗腰痛提供了新的途径。在 2018 年度上海市科技进步奖榜单上，由王雪强教授领衔的"核心稳定训练治疗腰痛的关键技术研究与推广应用"项目荣获三等奖。

运动，治疗腰痛的重要手段

腰痛是指肋骨下缘、腰骶和骶髂部的疼痛，有时伴有下肢放射痛。引起腰痛的原因很多，包括慢性劳损、脊柱退变、骨质增生、椎间盘突出、外伤、肿瘤等。根据病因，腰痛可分为两大类：一类为特异性腰痛，是指某一特定原因引起的腰痛，如腰椎间盘突出症、腰椎骨折、腰椎肿瘤等；另一类为非特异性腰痛，是指组织结构没有确切的病理学改变，且客观检查也未找到确切病因的腰痛，占所有腰痛的 85% 左右。

运动训练是治疗腰痛，特别是非特异性腰痛的重要手段，常规运动训练包括仰卧起坐、燕飞式、William 体操（William 腰椎屈曲疗法）等。王雪强教授介绍："尽管大部分非特异性腰痛患者找不到确切的病因，但脊柱周围的肌肉均发生了不同程度的功能改变，并可能对脊柱稳定性产生影响。可以说，腰部核心肌群失活或延迟激活是引起腰椎不稳定的重要因素之一。"十几年前，核心稳定训练作为一种新兴的感觉运动训练方法，在提高神经肌肉功能方面引起了国内外康复医学、运动医学领域的广泛兴趣，但其在治疗腰痛方面是否优于常规运动训练还存在争议。

核心稳定训练，更重视深层核心肌群的锻炼

认识核心稳定训练之前，首先要了解核心和核心肌群。核心是一个肌

肉区域，前方为腹部肌群，后方为脊柱后部肌群，上方是膈肌，下方是盆底肌及髋部周围肌群。核心肌群是指肌肉的起止点跨过核心区域的肌肉，共有 29 对，它们共同维持脊柱的稳定性。核心肌群分为浅层和深层：深层核心肌群主要维持脊柱的稳定，是保护脊柱的第一道防线；浅层核心肌群主要使躯干产生运动，是保护脊柱的第二道防线。

由此可见，核心稳定训练是指主要针对核心肌群进行的力量、稳定与平衡协调等能力的训练。它与传统训练的区别有以下几点：①核心稳定训练对身体姿势有严格要求，要保持中立位；②不仅训练浅层核心肌群，更重视深层核心肌群的锻炼；③强调神经系统的参与，激活更多的核心肌群运动单位；④传统运动训练旨在提高肌群的爆发力量、速度力量和耐力等，而核心稳定训练更重视提高肌群间的平衡和协调能力。

治疗腰痛，核心稳定训练更有效

核心稳定训练是否比常规训练能激活更多的核心肌群？核心稳定训练治疗腰痛的效果是否优于常规训练？王雪强教授团队以核心肌群失活、肌筋膜疼痛触发点为切入点，从腰痛患者腰部神经肌肉功能的改变、核心肌群的活化、核心稳定训练改善腰痛的关键技术和作用等几个方面进行了系统性研究，取得了如下创新性成果。

❶ 证实腰部神经肌肉功能下降是引起腰痛的因素

王雪强教授团队首次在国内通过表面肌电图、本体感觉测试、压力生物反馈等技术，分析核心稳定训练对腰部核心肌群激活的影响，从肌肉激活的角度，明确了腰痛患者神经肌肉功能的病理改变特征。他们发现，腰部神经肌肉功能（肌力、耐力、本体感觉、腹内压）的下降是导致腰痛患者疼痛、腰部功能障碍加重的因素。

❷ 发现核心稳定训练疗效优于常规运动训练

为分析核心稳定训练对腰椎间盘突出症和非特异性腰痛患者的疗效，王雪强教授团队进行了多项随机对照试验。比如，把经过筛选（排除需要手术、处于急性发作期等情况）的腰椎间盘突出症患者分为两组，在进行常规康复治疗的同时，一组进行核心稳定训练，另一组进行传统运动训练，每周 3 次，每次 45 分钟，共 8 周；治疗前后，分别通过相关功能量表对腰痛进行评分，并进行核心肌适能测试。研究结果发现，核心稳定训练在改善患者腰部疼痛和提高腰椎功能等方面，都明显优于常规运动训练。

❸ 阐明核心稳定训练关键技术

核心稳定训练的动作有很多种，腰痛患者应该如何选择？其治疗腰痛的关键是什么？王雪强教授团队总结了核心稳定训练治疗腰痛的关键技术，共分为五个步骤：①核心肌群的主动牵伸，目的是提高相关肌群的柔韧性；②中立位的控制，目的是让腰痛患者对核心肌群进行自觉、有意识的控制和收缩；③方向的控制，目的是让患者能在脊柱运动的情况下，维持姿势的稳定性；④失衡的控制，主要是在方向控制的基础上增加不稳定因素，目的是训练患者深层与浅层核心肌群对脊柱在失衡情况下的控制能力；⑤核心肌群的主动抑制，对兴奋性过高的肌群进行抑制。

王雪强教授介绍，简而言之，核心稳定训练是在常规运动训练的基础上增加一个"不稳定因素"。这一不稳定因素的增加，不仅增加了力量训练的难度，还弥补了传统运动训练在提高协调、平衡能力方面的不足。

此外，王雪强教授团队还将我国的传统运动项目（如太极拳等）与核心稳定训练相结合治疗腰痛，发现有"锦上添花"的作用。

延 伸 阅 读

核心稳定训练没有固定动作，训练时应循序渐进，逐步增加动作难度。熟悉基本动作后，可增加不稳定因素来提高难度。目前有多种工具可用来增加不稳定性，如瑞士球、平衡垫、摇摆板、悬吊带、全身振动机器等。瑞士球（也叫健身球、瑜伽球）是核心稳定训练最常用的工具之一，常用训练动作有中立位控制训练（坐位、俯卧位）、双桥运动、单桥运动、屈膝双桥运动、反桥运动等。比如，屈膝双桥运动的动作要领为：仰卧，双小腿放于瑞士球上；抬起骨盆，保持肩部、骨盆与双足在一条直线上，保持 15 秒；屈曲双侧膝关节，用双足使瑞士球靠近臀部，保持肩部、骨盆与双膝在一条直线上，保持 15 秒，然后缓慢返回至最初位置。

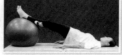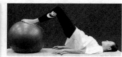

3

光动力疗法："重拳出击"治疗中重度痤疮

撰稿 王秀丽 张玲琳

【项目名称】5-氨基酮戊酸光动力治疗中重度痤疮的技术创新与临床应用
【奖项】2018 年度上海市科技进步奖三等奖
【主要完成单位】上海市皮肤病医院 上海交通大学医学院附属仁济医院
　　　　　　　　复旦大学附属华东医院
【主要完成人】王秀丽 鞠强 张玲琳 王宏伟 石磊 王佩茹 张国龙

专家简介

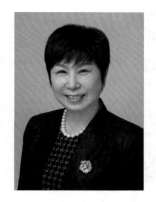

王秀丽

上海市皮肤病医院主任医师，同济大学教授、博士生导师、同济大学医学院光医学研究所所长，中华医学会皮肤性病学分会光动力治疗研究中心首席专家，中国康复医学会皮肤病康复专业委员会候任主任委员，国际光动力协会常务理事，欧洲光动力医学协会委员。擅长光动力治疗皮肤肿瘤、尖锐湿疣、中重度痤疮等难治性皮肤病。

扫描二维码，观看视频

　　研究证实，光动力疗法具有抑制皮脂分泌、杀灭痤疮丙酸杆菌、改善皮脂腺导管角化、免疫调节及预防或减少痤疮瘢痕的作用。

中重度痤疮是严重影响年轻人容貌的一种慢性皮肤病，很多患者因为面部"痘痘"烦恼不已，学习、工作和社交受到影响。如何安全、有效、快速消除皮损，从而减少瘢痕形成和负面心理影响，是中重度痤疮治疗的重点和难点。传统的药物治疗存在一定局限性，探索新的治疗方式势在必行。

20世纪90年代，上海市皮肤病医院在国内率先开展5-氨基酮戊酸光动力疗法（ALA-PDT）治疗皮肤癌、尖锐湿疣等疾病的临床和基础研究；2004年之后，我们开始探索光动力疗法在中重度痤疮治疗中的应用，取得了一系列创新成果，由她领衔完成的"光动力治疗中重度痤疮的技术创新与临床应用"项目荣获2018年度上海市科技进步奖三等奖。

痤疮又名青春痘，是一种发生在头面、胸背部的慢性炎症性皮肤病，皮肤损害可表现为粉刺、丘疹、脓疱、囊肿、结节、瘢痕等，其发生主要与雄性激素水平增高、毛囊皮脂腺导管角化异常，以及皮肤损害周边病菌繁殖、局部炎症等有关。

痤疮按严重程度分为轻度（Ⅰ级，仅有粉刺）、中度（Ⅱ级，少量炎性丘疹、脓疱；Ⅲ级，大量炎性丘疹、脓疱）和重度（Ⅳ级，以结节、囊肿为主）。中重度痤疮（Ⅲ级和Ⅳ级）治疗困难，传统治疗以药物为主，如抗菌药、异维A酸等，但疗程长，存在胃肠道不适、耐药、影响骨骼发育和致畸等潜在风险。

证实光动力治疗痤疮的作用靶点

5-氨基酮戊酸光动力疗法（ALA-PDT）是一种药械结合的新兴治疗方法。治疗皮肤肿瘤时，5-氨基酮戊酸（ALA）被肿瘤细胞（增生旺盛细胞）选择性吸收，经过一系列酶促反应生成大量光敏性物质原卟啉Ⅸ经一定波长光源照射后，产生氧活性物质，杀伤肿瘤细胞，从而达到治疗目的。光动力治疗痤疮的原理与之大致类似，学术界推测，毛囊皮脂腺单位可能是其作用靶点。

为证实这一推测，我们团队进行了系列研究并在痤疮皮损中首次获得Pp Ⅸ富集于毛囊皮脂腺单位的荧光图像，证实了皮脂腺是光动力治疗作用靶点的推测，为光动力治疗痤疮找到了理论依据。研究证实，光动力疗法具有抑制皮脂分泌、杀灭痤疮丙酸杆菌、改善皮脂腺导管角化、免疫调节及预防或减少痤疮瘢痕的作用。

中重度痤疮适合光动力治疗

为了确定光动力治疗痤疮的适用人群，我们团队在国际上率先开展ALA治疗痤疮皮损的药代动力学研究，确定光动力治疗特别适用于以脓疱、结节、囊肿为特征的中重度痤疮。

提出光动力疗法治疗中重度痤疮的"中国标准"

最初，国际上参考光动力疗法治疗肿瘤的参数，使用高浓度ALA治疗痤疮。我们认为，痤疮不同于肿瘤，低剂量ALA可能更适合。如果药物浓度降低且疗效不减，那么，患者的经济负担将大大减轻，更多患者可能因此获益。

为此，我们对治疗参数进行了一系列探索。研究证实，采取低浓度ALA（5%，传统为20%）、短时间敷药（1～3小时）即可获得理想疗效，不仅降低了患者的经济负担和时间成本，还可显著减轻局部不良反应。

在此基础上，我们提出光动力疗法治疗中重度痤疮的"中国标准"：首次治疗采取短时间、低能量，之后敷药时间和光照能量密度逐渐递增。这一治疗原则得到了医学界的广泛认可。

根据这一原则，首次治疗敷药时间应尽可能短一些，将光照的能量密度控制在较低水平。在前次治疗反应基本消退后，可进行下次治疗，间隔时间一般为1～2周。待病灶明显改善后，可改为局部外用药，继续巩固治疗。